Ⓢ新潮新書

水島広子
MIZUSHIMA Hiroko

「毒親」の正体

精神科医の診察室から

756

新潮社

「毒親」の正体——精神科医の診察室から●目次

第3章　「毒親」の子のための5ステップ

はじめに

診察室でわかる真相

20代の女性Aさんは、摂食障害のために私のクリニックの受診を希望しました。ただ、私のクリニックは自由診療のうえ待機患者さんがあまりにも多く、基本的には新規の方を受け付けていません。

それでもAさんにお会いすることになったのは、お母さんの熱意によるものでした。お母さんに何度も強く懇願されて、「一度だけお会いして、現状を把握して、今後の方針を考えるところまでなら」ということで、通院患者さんのキャンセルによって何とか確保できた枠で相談受診をお引き受けしたのです。

本来「一回のみ」の予定だったのですが、Aさんとお母さんの両方、そして相互に与えあっている影響をただちに把握することは難しく、「この親子をもっと診る必要がある」という結論に私は達しました。他の医療者にお願いすることに、あまり希望を感じられなかったのです。予約上の様々な工夫の結果、Ａさんはその後も私のところに不定期に通うことになったのですが、彼女の診療の中で気づいたことがあります。

それは、彼女の病状の根本に、母親による虐待があった、ということでした。

そして、現在病気として現れている摂食障害は、その虐待からくるトラウマを背景としていました。

ところが当の母親は、自分が虐待をしたなどという意識は全くないどころか、娘を一生懸命に育てたとばかり思っていたのです。そして今は、病気になってしまった娘を何とか治してあげたいという一心で、私にすがってきたのです。

もしもこの母親に少しでも「自分が虐待したせいかもしれない（＝自分がなにかの処罰の対象になるかもしれない）」という思いがあったら、予約も取れず、自由診療（保険が利かず、お金がかかる）で、しかも駅前にすらない、私のクリニックに頼ろうとはしなかったでしょう。ここに来たら、虐待行為は暴かれてしまうからです。

私が徹底して患者さんの味方だということは、私の著書を読んで「この人に娘を治してもらいたい」と受診を希望した母親にはわかっていたはずです。

それなのになぜ母親はAさんを連れてきたのでしょうか。じつはこの不可思議な点にこそ、本書でお話ししていく「毒親」問題のカギのひとつが隠れていたのです。

患者さん本人の同意

最初に会ったときのAさんは、治療への意欲を見せませんでした。

「私に治療は必要ありません。私は大丈夫です。お母さんが心配しすぎているだけです」

これは摂食障害の患者さんには珍しくない態度ですが、私と二人だけの空間で落ち着いてポイントを押さえた話をしてもなお、そう主張し続ける人はあまりいません。これは、「母親に連れてこられた」治療では話しにくいことがあるのだなと思い、しばらくは面接時間のほとんどの間、Aさんだけに入室してもらい、母親は最後に少しだけ同席する、という方針につながりました。母親がいてはAさんは何も話せないでしょうし、逆に、私と母親だけが会うと「何が話されたのか」を気にするだろうと思ってのことです。

他の患者さんの場合でもそうですが、私は患者さんについて、その親御さんに何かを伝える際には必ず患者さんご本人の同意を得ることにしています。年齢がいくつであろうと、そして親子であろうと、個人情報はとてもデリケートですし、安心しなければ何も話せないからです。その前提をよく説明した上で、「本当の話」を聴くのです。

Aさんは母親に対して極度に怯えていました。「こういうことが辛かった、ということを、お母さんを傷つけないように私からうまく説明してみましょうか」と言っても、決して譲らないのです。

「絶対に後で報復が来る。今こういう話をしていることも、絶対にお母さんに言わないでほしい」

一方、母親はAさんについての心配ばかりを口にしており、「Aがよくなるためなら何でもします」という姿勢でした。そこに嘘は感じられませんでした。

この親子と面談を重ねていくうちに、母親には発達障害があって、彼女なりに一生懸命子育てしてきたつもりだけれど、それがとても偏ってしまっていたこと、発達障害ゆえにパニックになりやすく、それがAさんへの虐待という形をとってしまっていたことがわかりました。

私は対人関係療法という精神療法を専門とする精神科医です。対象として特に専門としているのは、トラウマ関連障害を持つ方です。臨床的な診断名としては、摂食障害、社交不安障害、複雑性ＰＴＳＤ（心的外傷後ストレス障害）、難治性うつ病などが挙げられます。複雑性ＰＴＳＤとは、逃げ出せない環境において、主に支配的な相手から、繰り返し対人トラウマを受け続けることによって生じる病態です。実は「境界性パーソナリティ障害」と診断されている人の多くを、複雑性ＰＴＳＤと診断し直すことができます。トラウマを親から受けたというケースも多く、いわゆる「毒親」を持つ人とも多く関わっています。相当重症な患者さんも数多く診てきました。

Ａさんは「毒親」という言葉を口にすることはありませんでしたが、母親は「毒親」に分類されると思います。Ａさんに恐怖感を与え振り回してきましたし、実際に虐待行為もあったからです。

本書を手に取って下さった方のなかには、自分の親は「毒親」だと確信している方もおられるでしょう。しかし「毒親」だと認識し、その言葉を口にしてみても、すっきりさわやかになるわけではないことも感じているのではないでしょうか。

また、「毒親」と言い切ることにも勇気が必要で逡巡している人もいると思います。

「そうは言っても、自立できるまで支えてくれたのだから……」という具合に、です。

「親」とは、かくも複雑なものなのです。

「毒親」認定の功罪

スーザン・フォワードの『TOXIC PARENTS』(米国で1989年出版)が『毒になる親』として1999年に日本で出版されて以来、「毒親」という言葉が使われるようになりました。

「毒親」とは、子どもにとてつもない害を及ぼした親のことを言い、訳書の帯には「子供は一生苦しむ」と書かれています(引用なので「子供」としましたが、本書では「子ども」と表記します)。また2001年に刊行された文庫版には「一生苦しむ子供」という副題がつきました。本来の原書の副題は、「苦しい遺産を乗り越え、人生を取り戻そう」なのでだいぶニュアンスが違うのですが。

「毒親」という言葉は、医学的専門用語ではありません。しかしこの言葉は、それまで人生における生きづらさを「自分のせい」「自分が悪かった」「人のせいにしてはいけない」と思っていた人たちに、「悪いのは親の方だったのだ」「自分が悪かったわけではないのだ」「自分と同じような悩みを持った人が他にもたくさんいたのだ」という新たな気づきを与え、救いになったという重要な側面もあり、比較的多くの人に使われるようになりました。

その後、「毒親」に育てられたと訴える人たちによる「告発本」や手記出版なども相次ぎ、「毒親」に育てられたことを意味する「毒親育ち」などの言葉も生まれています。

子どもはもちろん、生まれる親を選べませんから、「自分が悪かった」のではなく「親が悪かった」と認識し直すことは、自己肯定感の向上につながる効果を持つのは確かです。そして、それが心の癒しや成長に向けての「初めの一歩」になることは間違いないでしょう。

一方、副作用もあるということを私は臨床の場で気づき始めています。

「自分は、最も重要な時期に不適切な育て方をされた」ということほど、人に絶望を与えるものはないように思います。だからこそ、「親のせいで自分はこうなった」という認識は、その時点で止まってしまうと、「そんな自分にはこれから何もできない」という無力感につながることもあるのです。

なかには、「親にひどい育てられ方をした自分は幸せになることなどできない」という固定観念にずっととらわれて、無意識のうちに、幸せになる機会を逃している人もいます。「親が変わらない限り、自分は変われない」と思い込めば、どうしようもないほどの絶望感を招くこともあります。なぜかと言うと、多くのケースで、親は変わらないからです。

これから本書でお話ししていきますが、親が不適切な育児をしたことには、多くの場合、それなりの事情があることも事実です。またその「事情」は、今さら変えられないことが多いのです。

精神医学的事情という視点

先述した『毒になる親』は、全体として、多くの気づきをもたらしてくれる好著だと思います。ただ、「『神様』のような親」（筆者注＝「間違うことはない」親、という意味、第一章）、「義務を果たさない親」（第二章）、「コントロールばかりする親」（第三章）、「アルコール中毒の親」（第四章）、「残酷な言葉で傷つける親」（第五章）、「暴力を振るう親」（第六章）、「性的な行為をする親」（第七章）というように、「毒親」を分けている点には注意が必要です。これらは子どもから見た「結果」に基づく分類だからです。

もちろん、子育ての結果を受け取るのは子どもですから（実は親もですが）、「親がこのような言動をとることによって、子どもがどれほど傷つくか。また、子どものどういう部分の成長を阻害するか」ということを理解する上では、とても有用な分類だと思います。これには著者のスーザン・フォワードが、診断を下す立場の医師ではなく、医療機関のコンサルタント、グループセラピスト、という「患者側に寄り添う立場」にあることが関係しているでしょう（もちろん精神科医も患者さんに寄り添う立場ですが！）。

しかし、そこに欠けているのは、「毒親」についての精神医学的理解です。

率直に言えば、実際に臨床現場で経験したなかでは、何の精神医学的事情もなく「毒親」になった親はいませんでした。もちろんどんな親も完璧ではありませんから、「毒親」風の言動をとることもあるでしょう。しかし、コンスタントに「毒親」であり続けるには、相応の理由があるのです。

例えば、親が発達障害や不安定な愛着スタイル、うつ病、統合失調症、何らかの依存症などの精神科的問題を抱えており、親自身がどれほど頑張っても、長期間にわたって子どもを振り回すことで「毒親」になってしまう、というケースがとても多いのです。

子どもを大切に思い、子どもが病んだことをきっかけに変わろうとしてもなかなか変われない人は、そんなケースがほとんどだと言えるでしょう。

こうした精神医学的事情のほかに、親が圧倒的に余裕のない状態に置かれることで「毒親」になってしまう幾つかの家庭事情も考えられます。実際に一定レベル以下の経済状態では虐待が多いことが知られています。しかし、とても貧困とは言えないような環境での「毒親」が多いのも事実です。

「絶縁」では解決しない

自分の親が「毒親」に分類されるところまではわかり、そのことによってどれほど振り回され傷ついてきたかが自覚できても、そこで理解を止めてしまえば、「なぜ自分の親は『毒親』なのだろう（だったのだろう）?」という疑問は残されたままになります。

実はこれでは解決には遠いのです。「毒親」と縁を切ることで、これ以上の被害を防ごうとしても、ふとした瞬間に親の言動がありありと蘇り、悩まされることになるでしょう。親にすり込まれた「おまえはしょせんこんな人間だ（わがまま、能力も根性もない、優しくない、など）」は、案外一生つきまとうのです。もう何年も前に親は死んでいるのにという場合も少なくありません。

また、自分が親と同じようになるのを怖れて、子どもを持つことに消極的になる場合もあるでしょう。人生で初めて出会う人であり、その後も重要な生育期にそばにいた親は、それほど大きな影響を及ぼすものなのです。

そうした人には、どんな事情で、自分の親が「毒親」になったかを「知る」ことが大切なのです。診療の場で「毒親」を見てきた立場からすると、「毒親」を精神医学的に理解することは、驚くほどの効果を上げると言えます。

今まで考えもしなかった親の「診断」を知ることによって、子どもは「自分は悪くなかった」という理解を確かなものにすると同時に、「厄介な親」との関わり方の指針を得ることもできるのです。これは場合によっては関係性の回復にもつながっていきます。

本書では、「毒親」と呼ばれる親たちを多く診てきた精神医学的経験から、よく見られるパターンをご紹介すると共に、自分の心の癒しと有力化（エンパワーメント）のために、「毒親」問題と呼ばれるものをどう考えていけばよいのかをお話ししていきたいと思います。

怒りや混乱の中で生きるのは大変なことです。親がまだ生きていて、同居していたり密接な関係を持っていたりする場合などには、どうしたらよいかわからないでしょう。心の内で「親のせいだ」「親のせいにするな」「いや、親は今から年を取っていくだけなのだから……」という葛藤を繰り返している人もいます。その中で、余計傷ついている人もいるでしょう。親のあまりの無理解のために心を病んでいる人もいるのです。

怒りや混乱は間違いなく、他の対人関係にも影響を及ぼします。怒りを別の対象にぶつける、ということもよく見られますし、「被害を受けた」という意識が正義感のようなものに変わり、ほかの被害者へ共鳴してしまうことで問題が起こることも少なくありません。そして親に肯定されずに（多くが否定されて）育つことで、自己肯定感が非常に低くなるのもよく見られることです。自己肯定感の低さも、対人関係を難しくする代表的なものです。

診療の場では、親の「診断」もしますので、子どもは自分の親がなぜ「毒親」になったのかを理解することができます。受け入れるのには時間がかかりますが、親のことを平穏に考えられる視点を見つけることが、どれほどその人の人生にプラスの影響をもたらすかを目の当たりにしてきました。

目的は、決して「親と仲よくすること」ではありません（そうできるようになる人もいますが）。目的は、自分自身の心が安らかになり、自己肯定できるような「視点」を見つけることなのです。

繰り返しますが、「毒親」認定をすることが、最初の一歩になることは間違いありません。しかし、最初の一歩だけで止まってしまうと、本来その後に得られる大きなプラスを逃してしまうのではないか、と診療の中でしみじみ感じています。

Aさんの克服と割り切り

現実に、「毒親」には様々なタイプがいます。子どもの成長をめちゃくちゃにした上に、苦労して大人になった子どもに金銭の無心をするような人もいます。また、子どもに性的虐待をする人もいます。いわば真正の「毒親」とでも言えるこういった人たちとは、離れて自分自身の安全をはかるのが正解だと私は思います。そのような親は親としての機能を全く果たしていないわけですから。それでも「産んでくれた」（とは言え、「毒親」被害にどっぷり浸っているときは、「生まれてこなければよかった」と思う人が多いのですが）「生活費を出してくれた」「学費を出してくれた」などと浮かんでくるかもしれませんが、それだけのことなのです。「自分には親がいなかった」と考えるくらいでよいと思います。

このようなタイプの親を理解しようとすると、不要な罪悪感などが生まれてきてしまいかねないからです。そんな親のもとに生まれてしまったことを自分の「不運」と考え、親として見ないのがよいでしょう。「毒親」認定だけで十分だと思います。

しかし、Aさんの母親は、決してそういう人ではありませんでした。発達障害を抱えながらも必死で子育てをしてきましたし、熱心に私を説得し、受診への道を開いたのです。Aさんの健康と成長のために一人暮らしが必要だと私が説得すれば、家賃も負担してくれました。

Aさんは、母親が発達障害で、どのような特徴を持っているかを知ることで、母親への恐怖感を克服していきました。自分を身体的に引きずり回したり、家から閉め出したりするなど、「ただただ怖い」だけだった体験を、「発達障害のお母さんの、単なるパニック」としてとらえ直していったのです。これで不安がずいぶんコントロールされました。

また、「自分のことが憎いからひどいことをするのだ」と思っていたところから、それは単にお母さんのパニックなのだ、と知ることもできました。新たにパニックが発生したときには「お母さんの症状が出た」と受け流し、距離をとる練習もし、かなり楽になることができました。

「自分は親からも嫌われるだめな人間」という感覚から脱することもできるようになってきました。当然、友人をはじめ、他の人たちとの関係もより率直なものになっていきました。「親からも嫌われる人間なのだ」という思い込みから脱して、自分により自信がついたからだと思います。

お母さんにものを頼むとき、断るときにはどういうふうにしたらよいかも上手になりました。結果としてAさんはお母さんに振り回されにくくなり、同居から自立へと目を向けることができるようになったのです。それまでのAさんには、お母さんへの同情心・恐怖心・罪悪感がありすぎて、身動きがとれなかったのです。

その過程で、摂食障害も改善していきました。摂食障害は、不安を和らげるために出てくることが多い病気だからです。

もちろん、Aさんがお母さんの発達障害をすんなりと受け入れたわけではありません。「どうしてこんなこともわからないの！」「どうしてうちのお母さんだけこんなに変なの！」という怒りが私との面談のなかで表現されることもあり、「遅れてきた反抗期」

のような「荒れた」状態が続いたこともありました。それまで処女だった彼女の性的逸脱など、私も彼女の身の安全を心配したこともあったのですが、最終的に彼女はこう言うことができるようになったのです。

「どうせうちのお母さんには、私の心を理解して共感したり、私のペースに合わせたり、ということができないんです。だからもっと簡単なことだけ頼むようにします。新しいマンションの家賃補助とか、引っ越し当日の手伝いとか。病気になったら料理を届けてもらうとか」

母親を精神医学的に知ることで、Aさんは強くなり、人生の質も上がったのです。

親を悪く言わない子どもたち

このケースでは母親も私との面談を重ねていましたから、私から直接説明することもできました。とても警戒心が強い人だったので、「発達障害」という言葉は敢えて避けましたが、自分は何が苦手なのかを、母親も初めて知ることができたのです。

それは母親自身にとって「だめな人間」「親として失格」という落胆ではなく、単にパニックになりやすく自分ではどうしようもないところがある、という認識につながりました。ですから、自己防衛的にAさんを否定する、という態度も減りました（完全には無理ですが、振り返って謝るくらいはできるようになりました）。もちろん、それがAさんの成長との相乗効果を生んだことは間違いありません。

「毒親」を持つ多くの方が、このケースのように「親と共に治療現場にいて、診断してもらえる」というような機会に恵まれないことも事実でしょう。あるいは、臨床の場に現れるような人たちは、まだ「まし」な類なのかもしれません。特に、親が相談してきた例などはそうでしょう。しかし、子ども自身が希望して受診してきた場合に、とりつく島もない「毒親」に出会うこともまれではありません。また、臨床の場で出会うということは、「毒親」の影響が、子どもの「心の病」という形にまで表れているということ。そういう意味では、「まだまし」と簡単に言えないと思います。

心の病理が深いほど、子どもは親について悪く言わないことが珍しくありません。事実、「うちの親は『毒親』なんです」ということを主訴として訪れた人を診たことがないのです。明らかに親には問題があったのに、それを自覚してこなかった、ということにはそれなりの理由があり、慎重に取り組んでいく必要があります。「うちの親は『毒親』なんです」と言わないからと言って、その親の育児の質がよいということではなく、

「毒親」と言うことができないような事情が、必ずあるのです。

なお、本書は決して「毒親」問題を全て網羅しようとするものではありません。そもそも、専門的に定義されているわけでもない「毒親」には、実にいろいろなタイプがいると思いますし、そのもとで育つ人たちには、それぞれの苦しいストーリーがあると思います。それらについて机上の空論をしようという気持ちは全くありません。本書はあくまでも、私が臨床の場で体験してきたことをもとに、少しでも「毒親」被害を改善しようという目的で書くものです。

本書についてのお願い

なお、本書をお読みいただく上でのお願いがひとつあります。**最初から順に読んでいただきたい、ということです。それほど、「プロセス」が重要なのです。まず知り、理屈として整理し、その後に自分の心の癒しのステップを踏む、という順番がとても大切なのです。**

これからお話しするのは、あくまでも私の臨床経験にもとづく分類や解釈です。これらが「毒親」の原因のすべてを解明しきれているとは思っていません。

以前、ツイッターで「毒親」と発達障害について書いたところ、かなり感情的な反響がありました。私は決して全ての「毒親」が発達障害だなどと決めつけたわけではなく、自分が診療の中で体験したことを書いただけなのですが、「毒親」のもとで育ったという当事者からは「『毒親』のことが全然わかっていない」という反応、発達障害の関係者の方からは「『毒親』と関連づけられて不愉快だ」などという声が挙がりました。冷静に読めばそういう意味ではないとわかるはずの文章だったのですが、「毒親」関連のことは人の感情を大きく揺さぶるということがわかりました。

「全然わかっていない」と言った方の親は、発達障害を持っていなかったのかもしれません。本書では発達障害のほか、いくつかの医学的疾患や「毒親」の抱える事情について触れ、それぞれ考察を試みています。

「毒親」の原因すべてがきれいさっぱりと分類されないこと、つまり自分の親が本書の分類に該当しない、というようなことに傷つくという方、気に障るという方は、本書を読み進めないほうがよいと思います。

本書を刊行するのは、私がこれまで診療のなかで語ってきた分類や解釈によって、「生きるのが楽になった」と言って下さる患者さんがいるからです。私は医師としての治療においても、執筆においても、患者さんの「自分の心の平和」というものを何より大事にしています。それを得る手がかりを知りたいという方は、ぜひこのまま読み進めていただけたらと思います。

「毒親」に苦しめられてきた人、そして、自分は精一杯育児をしてきたつもりなのになぜ「毒親」呼ばわりされてしまうのかが腑に落ちない親御さんたちに、少しでも癒しを提供することができればと心から祈りつつ、執筆しています。

なお、本書に登場する症例は、複数の事例を組み合わせることによって個人の特定が不可能な形となっています。これらはすべてプライバシー保護の観点から行ったことをご理解いただければと思います。

第1章　「毒親」は子どもを振り回す

虐待イコール「毒親」？

本書を書き進めるにあたって、まず「毒親」の定義から始めましょう。先述したように、「毒親」というのは精神医学的専門用語ではないため、様々なニュアンスで使っている方が多いと思うからです。

私自身、どう定義したらよいものかと考えてみました。虐待をする親はもちろん子どもにとてつもないダメージを与えますから、「毒親」に含まれるでしょう。しかし、虐待する親イコール「毒親」か、と言えばそうではありません。簡単に言えば、「毒親」の一部が虐待する親であるというのが、ある程度正確でしょう。

ただし、虐待をする親のなかでも性的な行為をする親だけはあまりにも特殊で悪質度が高いため、本書で論じる「毒親」からは除外します。そのような親に対しての対処法は、**児童虐待防止法（児童虐待の防止等に関する法律）を初めとする法律と処罰、そして行政とＮＰＯなどによる自立支援です。法律に訴えない場合でも、接触を断つことを基本と考えたいと思います。**つまり、本書では性的な行為をする親は関係改善の可能性がある対象としては考えません。

私は２０００年から05年まで衆議院議員を２期務めました。議員としての活動で最も力を入れたことのひとつがこの児童虐待防止法の抜本的改正です。それまで、虐待の「早期発見」だけに重きを置いていたこの法律に、「その後の自立支援」を大きく加えましたし、そのときに提案した「親権の一時停止」は、その次の改正の時に盛り込まれました。

しかし、精神科医として言うと、児童虐待防止法の通報対象にならないような親のなかにも「毒親」はいます。子どもに衣食住と教育をちゃんと与え、いわゆる「きちんとした子育て」はしているのだけれど、子どもによからぬ影響を及ぼしている。そういう「毒親」も相当数いるのです。

だからと言って、時々余裕がなくなり子どもに対して声を荒げたり、批判的な言葉を投げかけたり、場合によっては手を上げたり、という親が全部「毒親」というわけでもありません（私自身は体罰には絶対に反対の立場ですし、自分の子どもたちに対しても行ったことは一度もありませんが）。そういう親のすべてを「毒親」と呼んでいたら、子育ては途方もない完璧主義に陥ってしまうでしょう。

では、「毒親」とは何なのでしょうか。

「毒親」を定義するために、本書では、今や精神医学の常識と言える「愛着（アタッチメント）スタイル」に注目してみたいと思います。

愛着スタイル

イギリスの精神科医ジョン・ボウルビィ（１９０７〜１９９０年）が提唱した愛着（アタッチメント）理論は、その後もいろいろな人に研究されてきました。今や、見識のある臨床家の間では広く認識され、様々な問題の理解に役立っています。

人の愛着スタイルとは、主に幼少期における「母親的役割」の人との関係性から形成される行動の様式です。「母親的」と言っても必ずしも母親を意味するのではなく、父子家庭においては父親がその役割を担いますし、他の養育者でもあり得ます。そうして子どもの心に形成される愛着スタイルは、大人になってからも、他の人との関係性の作り方に引き継がれていきます。
愛着スタイルをわかりやすく分けると、次の三つに分類されます。

【安定型の愛着スタイル】

自分が求めるときには「母親的役割」の人が、愛情を提供してくれる、という育ち方をした人。子どもはその安定的なつながりを「安全基地」として、冒険しながら自分の世界を広げていくことができる。もし外で何らかの失敗をしても「母親的役割」の人に温めてもらえるので、基本的には「性善説」の大人になり、情緒も安定する。困ったときには人に助けを求めることができ、助けが得られるという希望を持つことができる。

【不安型（とらわれ型）の愛着スタイル】

自分が求めたときに「母親的役割」の人が、温かく助けてくれることもあれば、冷たく突き放されることもある、という不安定な環境で育った人。これはもちろん、「母親的役割」の人の不安定さによる。子どもからすると、常に相手の顔色をうかがわなければならない、ということになるため、こうして育った子どもは、大人になってからも

「相手に見捨てられるのではないか」というような不安を感情の基本に持つようになり、相手との関係維持のために不適切な言動をとることにもつながる。

【回避型（愛着軽視型）の愛着スタイル】

「母親的役割」の人がいない、あるいはいてもあまり気にかけてくれず、情緒的やりとりがほとんどない環境で育った人。人と人との交流から得られるものを知らずに育っているため、助けを求めるという習慣がなく、大人になってからも、自らの不遇を人に相談するという発想が出てこない。

この3パターンについて、もう少し詳しくお話ししていきましょう。

「安定型」の強み、「不安型」の弱み

もちろん、「安定型」の愛着スタイルを子どもの内に形成することが、私たちの誰もが求める「子どもの自己肯定感が育つように」「他人とちゃんと交流でき、信頼関係を作れる大人になれるように」「幸せな家庭を築けるように」という目的に合った育て方です。これについては、何も言うことはありません。

「安定型」の人の強みは、「健康的な人間関係」を知っているということです。誰かが不適切な関わり方をしてきたときに、それを「自分のせいかもしれない」「また嫌われてしまった」「機嫌を取らなければならない」などと思うのではなく、「あの人には何か問題がある」というふうに感じることができるのです。

こうやって、相手の問題を自分に関連づけずにすませることができる、というのは生きていく上での大きな力となります。

そして、「安定型」の人は、自らの育児も同様に行うことが多く、そこで育つ子どもも「安定型」の愛着スタイルを得ることが多いのも自然なことです。

一方、「不安型」と「回避型」は、不安定な愛着スタイルと言われます。「毒親」によって作られる愛着スタイルは、後の二者であることが多いものです。

「不安型」の愛着スタイルの人は、「安定型」の人の反対で、相手の不適切な行動を自分に関連づけがちです。「自分が怒らせた」「自分が失望させてしまった」というような認識が、対人関係全般を不安で苦しいものにしていきます。実際に患者さんとしてお会いする方の多くが、このような「生きづらさ」で苦しんでいます。

同時に、ひとたび誰かと親しくなると、その関係を失いたくないあまり、激しい嫉妬、束縛、支配など、かえって相手が逃げてしまうような言動をとったりします。あるいは、結局は相手を失うのだろうという不安から、特定の誰かと親しくなるのが怖くて、不特定多数の異性と一時的な関係を持つことを繰り返したり、「捨てられる前に捨てる」ということを繰り返したりします。

ＤＶに巻き込まれやすいという特徴もあります。特にＤＶ男性は、暴力と見せかけの優しさで相手を支配するものです。「不安型」の人は、そんな相手からどれほどの暴力を受けても、その後優しくされてしまうと、「この人から離れられない」と感じてしまいがちなのです。もちろん、ＤＶに巻き込まれれば巻き込まれるほど、無力感は強まっていきますので、「不安型」ゆえのもともとの弱点がさらに際だってくる、という側面もあります。「不安型」の愛着スタイルと、ＤＶによる支配は、マイナスの意味で「相性がよい」とも言えるものです。そもそもが、ＤＶ男性自身、「不安型」であることが多いです。

「回避型」の人は幼少期から、そもそも助けを求めるという習慣もないのが特徴です。他人が自分を助けてくれるなどということも考えてはいません。これは大人になっても変わらず、「相談してくれればよかったのに」というような状況でも、人に相談して助けてもらうことはまずありません。人が助けてくれるという発想がない人も多いですし、たとえそういう発想はあったとしても、「どうせうまくいかない」という諦めの方が圧倒的に強いでしょう。

なお、愛着スタイルは主に幼少期の日常的な関わりのパターンによって形成されると言われているものですが、はっきりと「虐待」と呼べるものも、愛着スタイル形成に関わってきます。

身体的・精神的虐待は、「不安型」の愛着を作る著しい要因と言うこともできるでしょう。「母親的役割」（虐待については、必ずしも「母親的役割」の人に限りませんが）の人が、必要とするときに応えてくれることもあれば、応えてくれないこともある、ということと、同じことをしても、優しいときもあれば、ひどく虐待してくることもある、というパターンは構造がとてもよく似ているからです。

結局、どちらの反応が返ってくるかというルールは「子どもが何をするか」ではなく、「親の精神状態」にある、というところは同じで、子どもは振り回され続けます。

命に関わるほどの虐待や、性的虐待は、たとえ一回であってもその人の愛着スタイルに大きな影響を与え得るものです。

育児放棄（ネグレクト）は、「回避型」の愛着を作るような関係性の著しいものと言うこともできるでしょう。情緒的なやりとりに乏しいだけでなく、衣食住や教育の提供さえ行われない、ということもあるからです。

本書では、「毒親」を、「子どもの不安定な愛着スタイルの基盤を作る親」と定義づけたいと思います。多くの人にとって、「親」は初めて関わる大人であり、愛着形成にとってとても重要な幼い時期に最も身近にいる人だからです。

心の病を発症しやすい

不安定な愛着スタイルを持った人は、ここまで述べてきた特徴に加えて、ストレスや変化に弱く、心の病を発症しやすいことも知られています。

例えば、トラウマ体験をしたあとで、心的外傷後ストレス障害（ＰＴＳＤ）などを発症しやすい傾向にあります。事件や事故、災害などを経験して、怖い記憶がよみがえったり、警戒心が強くなったり、怖い記憶につながるものを避けたり、眠れなくなったりするなどのトラウマ反応が起こるのは、普通のことです。しかしそれが１ヶ月以上たっても日常生活を妨げるほどの強度で続いているときには、ＰＴＳＤと診断されます。

不安定な愛着スタイルを持った人がここまでの段階に進みやすいのは、他人の助けを求めることができないからです。恐ろしい体験を乗り越えるのにはサポートが必要なのですが、それを求めてよいのかがわからない（求めたときに怒られたなどの体験がある）、そもそも求め方もわからない（人から支えてもらったことがない）、という場合には、人からのサポートが得にくくなりますから、当然のことだと言えるでしょう。

そんなふうに、愛着スタイルは、日頃の生きづらさのみならず、病気へのかかりやすさなどにもつながっていくものです。

もちろん、さまざまな事情や健康問題によって、子どもが大きくなってから親が「毒親」風になる人もいるでしょう。しかし、子どもが「安定型」の愛着スタイルを身につけてからの親の変化は、「うちの親がおかしくなってしまった」というように、より客観的にとらえられるものだと思います。親が認知症になったというケースはこの一例であり、それを客観的にとらえられるからこそ親の介護ができるのだと思います。

ですから本書では、子どもが小さい頃から、その育児姿勢が一貫して子どもの安定した愛着形成を妨げてきた親のみを「毒親」と呼ぶことにします。実際、世間で告発されたり話題にされたりしている「毒親」も、ほとんどがここで定義した「毒親」に当てはまるのではないかと考えています。

ここまでお読みになった読者の方の中には、「私の愛着スタイルは不安型だ」「考えてもみなかったけれど、回避型にあてはまる」と感じている方もいるかもしれません。そして「毒親」との関連でそう理解するということは、「取り返しがつかないこと」と感じるかもしれません。愛着形成に重要な時期は、確かに過ぎてしまっているからです。

しかし、不安定な愛着スタイルを持っていても、自分がそれを認識している限り、質の高い人生を送ることができます。愛着スタイルそのものを変えることはできなくても、現在の生活の質を高める対人関係を持つことはできるのです。このことは順を追って、第５章でお話しします。

「一人っ子」はきつい

「毒親」の問題は、その親子関係がどれほどの「閉鎖空間」で繰り広げられるか、ということも関係します。最も閉鎖された空間は、「『毒親』だけの片親家庭」でしょう。あるいは、片親でなくても、「毒親」が全てを仕切っているような場合です。一挙手一投足が「正義」のように感じられるので、配偶者も子どもも無力化されて従うだけというケースです。配偶者はただ無力化されているだけでなく、子どもに頼っている場合も多いものです。例えば、父親から母親への暴力を防ごうとして、子どもが父親の機嫌をとり、さらに子どもは母親を気遣う、という例は少なくありません。

祖父母の同居のない、あるいは、第三者との関わりが少ない、「開かれていない」家庭の場合にも顕著なものになるでしょう（もちろん「毒祖父母」もいて、祖父母がさらに事態を悪化させることもありますが）。

それは、両親対子ども一人、あるいは親一人に子ども一人という家族構成が最も「親の言うことが絶対に正しい」という雰囲気を生むからです。立場的、年齢的な差が大きいゆえに、子どももそれを信じてしまいます。そこで親がどんなに理不尽な振る舞いをしても、子どもはそれを「当然のこと」として受け入れなければなりません。また、子どもは先述したように基本的に親を愛し求めている存在で、「親の言うことを聞いて、愛されたい」という気持ちも持っています。この、力関係の圧倒的な差が、子どもに、「親は絶対的な存在」という刷り込みを与え、不適切な親の言動も、「きっと子どものためを思ってのもの」「子どもだったら受け入れなければならないもの」という感覚を作り出してしまうのでしょう。

「毒親」の影響が特にきつく表れるのは一人っ子だと思います。また一人っ子でなくても、きょうだいの年が大きく離れている、きょうだい間で扱われ方にあからさまな差別がある、という場合には似た状況になり得ます。

「経済的困窮」も、大きな因子です。虐待も、経済レベルとかなりの関係があると言われています。経済的困窮は、人をそれだけ不安に陥らせ、心の余裕をなくさせるものです。そのことによって「毒親」の害が大きくなる、ということも十分考えられます。

子どもには「うちが普通」

子どもは、外の世界に広く触れるようになるまで、自分の家庭が普通だと思っています。それがどんなに異常なものであっても、です。子どもはとにかく親を愛し、親を守ろうとします。その親が「毒親」であろうと、それは変わらないのです。それがどれほど非常識かということには、子どもの目はなかなか向きません。とにかく家を守らなければ、親を守らなければ、という意識が強く働くのです。

「せめてきょうだいがいればよかった」

「家族以外の第三者が家に入り込むような環境であればよかった」「毒親」の害を受けた人の話を聴く度に私が思うのはそういうことです。もしそうした要素があれば、理不尽な「その家庭のルール」（多くは親の精神状態によるもので、子どもにはルールが見えません。ルールがあれば、よほどましなのです）に振り回される度合いは小さくなったでしょう。

子どもは、大きくなるにつれ、「自分の家はどこかおかしい」ということに気づくようになります。遊びに行った小学校の友達の家が自分の家と全く違ったり、自分の家では決して許されないことがよその家では普通に許されていることに気づいたりするのです。例えば、自分の家では絶対に許されない「親への口答え」がよその家では全く当たり前に許されていたり（そしてそこから親子の教育的な議論が始まったり）、子どものプライバシーが尊重されていたり、などということです。

ではすぐに子どもがそれを第三者に伝えるか、というと、現実には全く逆のケースが多いことは想像がつくでしょう。もちろん、「どこかおかしい」とは思うけれども子どもゆえにうまく説明できない、ということもあります。しかしそれ以上に、「自分の家はどこかおかしい」ということを、むしろ隠そうとするのです。

それは「他と違うこと」を恥ずかしく思う気持ちである場合もあれば、家族を守ろうという気持ちである場合もあります。そもそもそれを人に話してみようという気持ちにならない子どもも多いでしょう。「人に話せば何とかなる」と思えるようになるには、人間への信頼が必要です。しかし、「ルール」が見えない環境で育ってきた子どもには、「人に話すことで事態が改善する」という発想が浮かばないのも、全くおかしくないと言えます。今以上の事態の悪化が怖いのです。

なかには、自分自身が非行化することによって、実質上、自分のおかしな家から解放されようとする人もいます。無力な子どもにとっては、そのくらいしか手段がないのです。家族の問題を解決するには、力の差がありすぎる。でも、非行仲間ができれば、その中に逃げ込んで、場合によっては「健康な人間関係」を学ぶこともできる。そんなふうに、「非行」が機能してきた側面もあると思います。

もちろん、穏やかな性格ゆえにそんなことは考えられなかったという人もいますし、「毒親」が強烈すぎて非行化のチャンスもなかった、という人もいるでしょう。そんな人にとって「親が悪ければ非行に走ればよかったのに」と言われることは、「非行に走ることすらできなかった弱い自分」を感じさせ、自己イメージをさらに下げてしまいます。

また、きょうだいが非行に走った結果、「自分だけは親の期待に応えなければ」という思いが生じてさらに「毒親」に振り回されるようになる人もいます。「非行」が万能、というわけでもないのです。もちろん、「非行」そのものの問題（多くが自分を傷つけ、自分の社会的立場を難しくする）も含めて、です。

すでにお話ししてきましたが、年の近いきょうだいがいれば、成長するにつれ、子どもの間での「世論」が形成されるでしょう。それは、「うちの親は何かおかしい」「うまくやらなければ（うまく親を欺いて、世間並みの生活を送らなければ）だめだ」というようなものでしょう。

あるいは、親以外に介入してくる大人がいれば、ずっと違うはずです。地域というものがきちんと機能していれば、家族そろってそこに参加せざるを得ず、「介入してくる大人」を自然と得ることもできたと思います。親の問題をわかってかくまってくれる大人、親が頑固に言い張ることについて「それはおかしい」と言ってくれる大人、などとの触れ合いは、人生を大きく変えたと思うのです。

少子化以前の時代を考えれば、それはごく普通のことだったと思います。親がかなり問題のある「毒親」であっても、親戚や、地域の大人が、「あなたは本当は優しくていい子なのよ」と教えてくれたり、親が異常な言動をとるときにはかくまってくれたりしたと思うのです。

また、子どもにとっては、教師など、一人でも「自分をわかってくれる大人」の存在が大きいことが知られています。全ての大人が自分を「どうしようもないだめな子」と思っていても、自分の可能性を信じてくれる大人と、たった一人でも出会うことができることによって人生が大きく好転した、という例は案外よく聞く話だと思いますし、私も実際によく知っています。

親は確かに重要な存在なのですが、その親の位置づけも含めて、とてもバランスよく、かつ子どもの可能性を信じて対処してくれる大人が一人でもいれば、子どもの人生は大きく変わるのです。しかし、そんな大人を信じ始めたときに、親が猛烈な反撃に出たりすると、絶望が深まるだけ、という要素もあります。

「毒親」という認識が強まったのは、そんな時代背景もあるように思います。

もちろん昔であっても、家風が閉鎖的であれば、同じような環境になったと思いますし、今はかなりの大人になった人たちによる「告発本」からもそれを知ることができます。

「親のせいにするのか」という批判

ある程度の歳になった子どもは、親が自分にもたらした「悪影響」について考えるようになります。そして、自分の生きづらさと、それらの「悪影響」を関連づけるようになります。

中には、それをいわゆる「『毒親』告発本」として書いてみる人もいます。そのような内容に接して、「本当に全てが親の育て方のせいなのだろうか？」と疑問を抱く方もおられると思います。

「この人は衣食住と教育を提供してもらって、ちゃんと社会に出してもらった。すでによい大人なのに、今さら『親のせい』？」

あるいは、特に子育て中の人にとっては、不安のタネに思えるでしょう。

「カッとなった自分の今の一言が子どもに取り返しのつかない傷を与えてしまっていたらどうしよう。自分ももしかしたら『毒親』かもしれない」

このどちらの疑問についても、冷静に「愛着スタイル」という精神医学的観点をはさんでみると、答えがはっきりしてくるのではないでしょうか。

「毒親」は長年にわたり、子どもを振り回すことによってその愛着スタイルに大きな影響を与えます。あるいは先述したように、命に関わるほどの虐待や、性的虐待は、たとえ一回であっても子どもの愛着スタイルに大きな影響を与え得るものです。ですから、たまたま不機嫌な親がひどいことを言ってしまったとしても、日常的な関係性が安定していれば、愛着スタイルに致命的な影響を与えるわけではありません（性的虐待は別として、たまたま不機嫌だった、ということを伝えてあげれば、さらに安全だと思います）。

また、不安定な愛着スタイルを身につけても、それで終わりなのではないことは先にも述べました。その後の生き方や人との出会いによって、結果として安定した人生を歩むことができる人はたくさんいます。ですから、全てが「親のせい」というのは、正しいとも言えるし、必ずしも正しくない、とも言えるのです。

いずれにしても、部外者が「何でも親のせいにして」と批判的な目で見ることにプラスはありません。そういう批判的な目が、さらなる「毒」を与えてしまい、本人の愛着スタイルをますます不安定なものにしてしまいかねないからです。

「毒親」被害を、早期に乗り越える人もいれば、何十年も引きずる人もいます。場合に

3種類の「愛着スタイル」とその特徴

●安定型の愛着スタイル

「母親的役割」の人に愛情を提供されて育ち、情緒が安定している。困ったら人に助けを求める。

●不安型（とらわれ型）の愛着スタイル

「母親的役割」の不安定な育て方から、「見捨てられるのでは」という不安を感情の基本に持つ。

●回避型（愛着軽視型）の愛着スタイル

「母親的役割」の人がいない、あるいは情緒的やりとりなしに育つ。人に助けを求める発想がない。

よっては親が死亡した後まで被害は続きます。

一方で、先述したAさんのように、明らかに問題のある親に振り回されて病気を発症しているのに、親の問題に気づいていない人すらいるのです。

そんな例も含めて考えれば、「毒親」から受けた被害が癒されていくプロセスは本当に人それぞれです。それぞれのプロセスを見守ると同時に、本書のように、「なぜ親はそんな言動をとったのか」を知ることにつながる機会が増えればよいと願っています。

「毒親」を定義する愛着スタイルについてお話ししてきましたが、次は、親が「毒親」になった事情について、精神医学的見地から詳しくみていくことにしましょう。

第2章 「毒親」の抱える精神医学的事情

混乱させる「専門家」たち

「毒親」問題の難しさは、その原因が何であれ、結果としてその子どもが親子関係の改善を求めて似たような行動パターンに陥りがち、というところにあるように思います。

その原因を「知る」ことができないと、子どもは「なぜなのだろう」という「解釈」を、自分でいろいろと試みることになります。しかしそれが正しいとは限りません。多くが診断学の専門家でない当事者によってなされるのですから。むしろその「解釈」によってかえって事態がややこしくなり、お互いにストレスを与え合っている、というケースを、私は臨床の中でたくさん見てきました。

また、その「解釈」をあおるように、一見分かりやすいようなストーリーを刷り込んできた「専門家」がいるのも事実です。例えば「親は不幸な自分の身代わりに子どもをコントロールしてきただけ」「そもそも家族なんて幻想」というようなものです。

そのような「専門家」は自身も「毒親」の子どもという場合が多く、その人自身がまだ癒しの途上にいるような印象を受けています。特に決めつけの強い「因果論」には、臨床家としてかなりの抵抗を感じます。例えば、母親は同じ女性として娘に嫉妬するもの、などという説が出回っているようですが、長い臨床で多くの親子を診てきて、そのような例に出会ったことはほとんどないのです（私は相当重症な患者さんを診ているわけですが）。私の仕事の一部は、そんな「洗脳」を受けてしまった人たちを精神医学的に癒し、より現実的な家族関係を構築していく、ということでもあります。

「解釈」による混乱が顕著に表れるのは、発達障害を持つ親の場合です。

発達障害とは、生まれつき脳の一部の機能に障がいがあることからくる「特性」を指します。病気ではないこと（つまり、治るものではない）、先天的なものであることに注意を払う必要があります。

「はじめに」で触れたAさんの母親は、『毒になる親』の分類の中では「『神様』のような親」「コントロールばかりする親」に該当すると思われますが、先述のようにそれは発達障害によるものだったわけです。決して母親自身が「神様」のような親でいたかったわけでもなく（「自分にも悪いところがあったと思う」、とあっさり認めました）、コントロールばかりしたかったわけでもありません（「Aらしく生きていってほしい」と言っていました。また、自分が健康なうちに、早く自立してほしいとも望んでいました）。

単に発達障害であるがゆえに、ある点に注意を奪われるとそれを達成することだけにとらわれてしまい、うまくいかないとパニックになる、ということだったのです。

Aさんを邪魔していた「ストーリー」

Aさんには受診するまで「母親は発達障害」という概念がなかったので、自分の受けてきた被害について「両親の夫婦仲がよくないための母親の寂しさ、また、対人関係がうまく作れないための孤独を反映しているのではないか」と「解釈」していました。母親の発達障害の性質を考えれば、友達が少ないのは当たり前でしたし（ただし、本来他人に対する関心が低い本人は、そのことに孤独を感じてはいませんでした）、夫婦仲は確かに「いかにも仲むつまじい」という感じではありませんでしたが、両親はそれなりに思いやり合っていました。

つまり、Aさんの「解釈」は残念ながら外れていたわけですが、Aさんが「専門家」から聞いてきた理屈である、「母親自身が寂しいと子どもにしか生き甲斐がなくなる」という認識は、親離れを妨げていました。Aさんは「子どもにしか生き甲斐がない母親から離れることなどできない」と、親離れをうまく描けずにいたのです。

子どもは親に対してかくも優しいのです。そしてそれが明らかにAさんの人生を犠牲にしていたと言えます。

もちろんAさんの「解釈」が全くの的外れだったわけではありません。後に述べますが、実際に「不安型」の愛着スタイルを持つ親の場合、パートナーを含む身近な人間関係が十分な安心をもたらしてくれていなければ、子どもが自分と違う方向に進もうとするとその親は強い不安を喚起され、子どもをコントロールしようとしたかもしれません。その場合には、Aさんが深刻に悩んでいた、親離れの問題が起こったでしょう。

ここに、「知る」ことと「解釈する」ことの大きな違いがあります。

「毒親」の場合、その背景がこれからお話しするようにあまりにも多様なので、一面的な「解釈」では現実と合わないことも多いのです。同時に子どもは、親の人生をあれこれ想像して、親にとって最も優しい解釈を選ぶ傾向にあります。そして、それが現実とずれていることが多いのです。つまり、その「解釈」が、子どもの負担を増し、結果として病気になって私のところに現れるのです。Ａさんの本当の解放は、母親が発達障害だと「知る」ところから始まりました。

他にも、「毒親」を持つ人は、「なぜうちの親はああなのだろう」といろいろ考える中で、様々な「解釈」をしていきます。「コントロールばかりする」という意識が強すぎると、解決策は「離れる」ことしかなくなります。近くにいる限り、コントロールされてしまうからです。また、「毒親」を持つ人のほとんどが、何らかの自己否定感や罪悪感を抱かされて育っています。その「解釈」は往々にして「かわいそうな親」を中心に形作られます。小さな子どもは、自分と親を切り離して考えることが基本的にできないので、「かわいそうな親」の原因は自分にもある、と思ってしまうのです。だからこそ、一般には適切な対応だと思われることでも、「かわいそうな親にそんなことをしたらさらに傷つけてしまうのではないか」などという遠慮を生み、実現しなくなってしまいがちなのです。実現した場合でも、かなりの罪悪感を生むことになります。

ですから、「毒親」問題を癒していくためには、「解釈」ではなく、「知る」ことがとても重要なのです。

ここからは「毒親」を作る精神医学的事情を4つのパターンに整理してその特徴をお話ししていきましょう。

（事情1）発達障害タイプ（ASDとADHD）
（事情2）不安定な愛着スタイル（不安型と回避型）
（事情3）うつ病などの臨床的疾患（トラウマ関連障害、アルコール依存症）
（事情4）DVなどの環境問題（深刻な嫁姑問題、育児に対する心の準備不足なども）

この4つが、「毒親」のすべてを説明しきれるわけではありません。サディスティックな反社会的パーソナリティ障害の人など、「例外」もいます（それでも掘り下げていくと、〈2〉の場合も多いのですが、先天的な特徴もあります）。繰り返しになりますが、これまで臨床で経験してきたなかでは、何の事情もなく「毒親」になった親はいなかったことも付け加えておきたいと思います。

〈事情1―1〉発達障害タイプ――自閉症スペクトラム障害（ASD）

私が臨床的に診てきた「毒親」で最も数が多いのは、実は発達障害の人たちです。彼ら（彼女ら）としては、むしろ一生懸命の育児をする中で、結果として「毒親」となってしまうのです。Ａさんの場合もそうでしたが、親が受診を求めてくる場合、その親自身が発達障害であることは決して少なくない、というのが臨床的な実感です。

彼ら（彼女ら）はそれなりに社会で機能しているので「障害」という言葉は当てはまらないのかも知れませんが、「非定型発達」であることはまちがいありません（非定型発達で、社会生活に障害を来すようになるレベルの人を、「発達障害」と呼びます）。

本書では、わかりやすく説明するため、その人が医学的に「障害」の基準を満たすかどうかよりも、「そういう傾向がある」というレベルも、この分類に含めていきます。したがって、「非定型発達」の人を、「発達障害タイプ」という言葉を使って説明していきます（親側の問題を際だたせるため、です）。

「毒親」になりやすい発達障害として診てきたケースは主に二つのタイプがありますので、ここでご説明しておきましょう。

発達障害の代表格の一つが、自閉症スペクトラム障害（ＡＳＤ）。今まで広汎性発達障害と呼ばれてきたもので、アスペルガー症候群なども含まれるものです。

ＡＳＤの症状は多様で、どのような特質が強く出るかは人によって違います。もちろん診断基準はありますが、それをここに書いても、専門的過ぎてほとんど無意味のように思います。

そこで、私が「ああ、この親はＡＳＤタイプだ」と思ったときに患者さんにどのように説明しているかを振り返りながら、お話ししてみます。

典型的に「ＡＳＤタイプ」と思う親には、次のような人がいます。

・いわゆる「空気が読めない」タイプ
・自分が不安や恐怖を感じることについて断定的に述べるタイプ
・他のこととのバランスを考えず、自分が考えたことを押しつけるタイプ

他にも様々なタイプがありますが、ＡＳＤについて患者さんに説明するときには、次の二つの特徴をメインに説明しています。一つは「『心の理論』の欠如」です。初めて聞いたという方も多いでしょうが、「心の理論」とは、この状況では相手はこんなふう

に思っているはずだ、とか、こんなふうに言ったら相手はこう思うだろう、というような、常識的な「読み」です。

ＡＳＤの人には「心の理論」がもともとインストールされておらず、一度体験して「パターン認識」することで蓄積していくしかなく、応用は利かないのです。

また二つめの特徴、「横のつながりの欠如」とはどういうことかと言うと、一つのテーマを突き詰めることについては（つまり、縦方向に考えを進めていくことについては）とても秀でているのですが、例えば「でもそんなことを言うと、お嬢さんの生き方を否定することになりますよね」と、異なる視点からのコメントをすると固まってしまう、という特徴です。固まった結果、とりあえず反撃する、という人も少なくありません。

つまり、私たちが日常生活でいろいろと話し合うとき、「なるほど、そういう考え方もあるよね」と自然に受け止めているような類の会話が、ＡＳＤの人にとっては突然の「奇襲」に感じられ、「自分の領域を侵害された」という被害者意識が生じてしまうということなのです。何気ない一言が、かなりの変化球に感じられてしまうのです。

ＡＳＤの人は基本的には真面目で親切です。ただ、「心の理論」がないので、特に対人関係という面では、その人生はまさに「藪の中」のようなものです。次に何が飛び出してくるかわからない、という感じなのです。時々、標識が見えます。それは自分の過去の実体験から学んだことです。例えば「人の悪口を言うのはよくない」とか、「自分が興味のある話をどんどんし続けると嫌がられる」といったことです。ただ、「心の理論」がないので、一つのことは理解しても、それを他のテーマに応用して対応することができません。

「人を傷つけるようなことを言ってはいけない」という総論は理解しても、「ずいぶん太ったんじゃない？」「本当はおばさんなのに若く見えるね」などという言葉が人を傷つけるという感覚がないので、そのまま口に出してしまいます。本人はあくまでも「だって事実だから」ということなのです。

「心の理論」なしの子育て

一つのテーマを突き詰めることが得意なのと、「心の理論」がないことの相乗効果は、子育てに何をもたらすでしょうか。まず、子どもに何かを強いることがその子の心を傷つけるかもしれない、というような発想を持つことができないと言えます。

「子どもをちゃんとしつけなければ」と思えば体罰もいといませんし（ただし、「体罰はよくない」という概念が強く刷り込まれていれば、体罰はしません）、変化球が来るととっさの自己正当化をしたり子どもを否定したりするなど、攻撃的になる親もいます。臨床的な観察からは、攻撃的になるのは男性に多く、女性は内向的になり自虐的になることが多いように感じています。しかし、子どもに対しては攻撃的になる母親も多いものです。

「どうしてこんな成績しかとれないの？」「運動神経がなさすぎるんじゃないの？」など、あまりに配慮を欠いたコメントをする親は多いのですが、その意図はただそのときに目についたことだから、という程度の理由です。つまり、ある側面だけを切り取って、他のことには目が向かない、という特徴を多くの親に感じます。そこには悪気がないし、子どもを傷つけようという意図もないのです。しかし子どもにとっては、一生の傷になるような人格否定的発言になる場合も多いのです。

また、「ある側面だけを鋭く切り取る」ということと、突然のコメントに対して「とりあえず反論する」というような特徴から、「前に言っていたことと違う」ふるまいをすることも案外多いものです。本来の性質としては、習慣に縛られるくらいに規則的なのですが、現実の行動面では不規則に見えることもしばしばです。

時間や生活習慣へのこだわりの強さゆえに「自分というものをしっかり持っている」というふうに見えがちですが、実際には「確固たる自我」というものは持っていないことも一つの特徴とされています。

このような特徴の一方で、全体に知的能力に問題はありませんから、物理的な課題を与えられたときにそれを遂行していく能力はむしろ高いのです。子どもを育てる上でも、「学校探し」「不動産などの物件探し」のような課題は得意である場合が多いです。しかしそれはあくまでも、頭脳だけでできる範囲にとどまり、「心」を介する課題の場合には、「難しくてわからない」という感じになります。本人がそういうふうに素直に言ってくれればわかりやすいのですが、やはり変化球にはとりあえず反論する、という特徴が出てしまい、「そんなことない」「気にしすぎ」など、相手を否定するようなことを言ってしまうのです。

衝撃が「烙印」のように

また、ＡＳＤの人には生活習慣上のことや政治的なことなどに、妙なとらわれがある場合が多いものです。同時に、衝撃を受けやすいため、衝撃的な情報、特に危険情報のようなものに触れると、それが烙印のように心に刻まれて、「常に警戒すべきもの」となりがちです。もちろん、ＡＳＤでない人の場合も同じことは起きますが、それは、その後の別の情報で修正されバランスがとれていきます。しかし、ＡＳＤの人の場合、最初の情報が「烙印」のようになっているため、なかなか別の情報で修正することができません。

そもそもが理屈でなく衝撃への反応であるため、子どもから理由を聞かれても、丁寧に説明することなどできず、ただ押しつけたり怒ったりします。

押しつけられた子どもは、ある年齢までは、それに振り回されていくことになります。つまり、親が「危険情報」に振り回されているあまり、子どもも、世の中をとても危険なところだととらえている場合が多いのです。

例えば「高齢出産には先天性異常が多い」という情報に衝撃を受けたＡＳＤの母親が、子どもの不調一つ一つを「高齢出産だからだ」と結びつける、などということもあります。

「危険情報」にあおられることと、悪気がない「人格否定的発言」のため、自分が生きていくことはとても難しいのではないかと感じている子どもも少なくありません。

ＡＳＤの人によく見られる、独特なライフスタイルも子どもにとっては不気味に映ることがあります。例えば、「ものを捨てることができない」という人は少なくありません。それが生活環境に悪影響を与えることもあります。

「寿命まで使い切らないとモノに対して申し訳ない」という頑ななとらわれを持っている場合もありますし、明らかに使わないと思われるものであっても、単に「もったいないから捨てられない」という人も多くいます。少し細かい話になりますが、同じ発達障害でも後述するＡＤＨＤの人たちは「また使うかもしれないから」という理由で「捨てられない」場合がほとんどであるのとは異なるのです。

ＡＳＤタイプの人が常に攻撃的ということはありません。でも私がお子さんから受ける相談の中には、いくら説明してもメチャクチャに攻撃される、というようなものがあります。前述しましたが、ＡＳＤタイプの人は、自分の領域を侵害されたと思うと、攻撃的になる場合が少なくありません。その間、頭脳はほとんど動いていないので、いくら説得しても、ますます怒らせてしまうことになります。

この現象を、私は、「電気柵に触れてしまって、しばらくショックで『ビヨーン』という状態が続くのに似た状況」と説明しています。「ビヨーン」となっているときに何の説明を受けても、受け入れられるわけはありません。また、電気柵に何度触れても、慣れるわけがありません。

良質な親子関係を求める子どもは、いろいろと説明したり、それによって親に慣れてほしいと願ったりしているのですが、それはとても非現実的なことなのです。

ここは、子どもの諦め、というか、「ああ、またうちの親は鉄条網の電気にやられてしまったのだ。回復するまで、しばらくは仕方ない」と理解するしかない、と言えます。

母親がＡＳＤの場合、父親がＡＳＤの場合

さて、母親がＡＳＤの場合と父親がＡＳＤの場合で、子育てへの影響に違いはあるでしょうか。臨床例から言うと、ある、ということになります。

母親がＡＳＤという場合には、子どもはとても辛辣な言葉を投げかけられたり、母親がそのとき最も心配して突き詰めて考えている問題をそのまま刷り込まれたり、という形で辛い育ちをすることが多く見られます。「心の理論」がないと、子どもがどんな気持ちでいるかを読み取って温かい関わりをしてあげることも不可能になるからです。そ

んなふうに育てられた子は先述した「不安型」の愛着スタイルを身につけることがやはり多いのです。

対して父親がＡＳＤという場合、どうしても「情が薄い（「ない」わけではないところがポイントです）」ので、その妻は愛されている感じを持つことができません。一般に、女性は「自分の顔色を読み取って、配慮してほしい」という気持ちを持つことが多いのに対して、男性は顔色を読むことが苦手で、「これをやってくれるとありがたい」という言葉には素直に従うものなのですが、ＡＳＤとなると、そもそも「読めない」ことが特徴になりますので、妻の「自分の気持ちを読み取って支えてほしい」、などという期待は満たされることがあり得ません。また、父親のこだわりなどに振り回されて、すっかり傷つき疲弊してしまっていることも少なくありません。そんな妻はうつ病などを患っていることも多く、それが子どもに悪影響を与えるということもあります。そこまでいかなくても、夫婦関係にストレスを抱えた妻が子どもを唯一の味方として頼り切る別のタイプの「毒親」になる場合もあります。

ちなみに、私が今まで診てきたＡＳＤの親は、特に男性の場合、どういうわけか「離婚」という選択肢を考えることがほとんどありませんでした（「出ていけ」などと攻撃することはありますが）。夫婦関係がすっかり破綻してしまっているのに、その環境で子育てを続けています。ＡＳＤの人たちは、貞操観念がとても高いとも言われています。決められたレールを真面目に歩むということが基本姿勢だからかも知れません。家族を持ったからには、その中で頑張らなければ、という気持ちが強いのでしょう。

もちろんＡＳＤの男性の全てが家族に献身的だということはなく、もちろん中には、とても理解しがたい観念にとりつかれて「僕は離婚しなければなりません」と、まるで義務のように思い込み、配偶者と話し合うこともなく一方的に離婚してしまう人もいます。

「子どもだから」が分からない

また、ＡＳＤの人は、よほど子どもについて学ぶ機会があった場合を除き、「子どもなのだから仕方がない」という発想ができない場合が多いものです。子どものことを「サイズの小さな大人」と見るのです。ですから、泣いて当たり前の子どもに対して「泣くな」などと要求したりします。子どもは、いったいどうすれば自分が親を満足させられる子どもになれるのか、すっかり混乱してしまいます。

どちらか一方の親がＡＳＤの場合、もう片方の親が「お父さんは、子どもがどういうものかわかっていない人だから、仕方ないのよ。子どもは泣くものなのよ」などと言ってくれれば、子どもは「泣いてもいいんだ」と思えるのでしょうが、多くの場合、専門知識を持たない配偶者は、そんなふうに子どもをサポートすることができず、むしろ「お父さん」についての不満を子どもにこぼしたりしているものです。

〈事情1―2〉発達障害タイプ――注意欠如・多動性障害（ＡＤＨＤ）

発達障害のもう一つの代表格、ＡＤＨＤは、「注意欠如・多動性障害」のことです。多動については大人になるにつれ収まってくることが多いと言えますが、「注意欠如」の方は続きます。

こうした大人のＡＤＨＤの人たちは、たとえて言うならば、パニック時には頭の中の「注意の部屋」に一つしか注意を入れられない、と考えるとわかりやすいです。

逆に言えば、他人のことにはやたらと気を遣うのに自分の子どもには何の気も遣わない、というタイプの親は、ＡＤＨＤの可能性が高いです。それは、「他人に気を遣わなければ」ということで脳内の「注意の部屋」がいっぱいになってしまっていて、例えば子どもから言われた「私のことも考えてね」というメッセージなどがすっぽり抜けてしまうからなのです。もちろん、悪気などありません。しかし当然のことですが、これは子どもに対して、「あなたよりも他の人の方が大切」という暗黙のメッセージを与えることになります。

一般に、定型発達の人（本書で言う「発達障害タイプ」ではない人）の「注意の部屋」には複数のことが入っています。例えばその日のお昼に子連れで知り合いに会うという時、その人に失礼のないよう気を遣わなければ、と思う一方で、「でもそれでは子どもとの約束（その後に夕方早く閉まる店に買い物に行くなど）に応えられないこともある」「子どもを傷つけてしまう」などという思いも同時にあるのです。ですから、時間や礼儀に気をつけながら、結果としてバランスのとれた行動をとることができます。

想像していただきたいのですが、「注意の部屋」に一つの課題しか入っていないと、その影響力がとてつもなく大きくなるのです。他の課題も考慮してバランスをとることができませんから、予想外のことが起こると容易にパニックにつながります。もちろん子どもはその犠牲者となるでしょう。

「注意の部屋」とパニック

このようにADHDの人には「注意の部屋」のことがつきものですが、先述したASDの人の「心の理論」の問題はありませんから、落ち着いて話すことができれば、子どもの苦しみを理解することができます。しかし、多くのトラブルが、パニック状況下で起こったり、その場ですぐに何かを決めなければならないようなときに起こったりします。

また、ADHDの人は、パッと思いついたことをそのまま行動に移すことが多いのも特徴です。行動力があるのです。個人のレベルでは問題がないのですが、子どもとの約束や計画が関わる場合には、子どもからすれば「約束を破られた」「ハシゴを外された」体験になりますし、何よりも衝撃を受けます。

そんなふうに、ADHDの親は子どもを傷つけることが多いのです。

例えば仕事と家庭の両立をしているADHDの母親は、「注意の部屋」が「仕事だけはちゃんとしなければ」でいっぱいになってしまうので、子どもから見れば愛情不足に映ります。子どもは親に愛されたい存在ですから、親の機嫌をとろうと、いろいろな工夫をしてみるのですが、それが親の「注意」に入らないため、気づかれない、あるいは当然のこととみなされる場合がほとんどです。
こうしてＡＤＨＤの親（特に母親）に育てられた人は、「不安型」の愛着スタイルを身につけがちです。親にとっての世界は「自分が注意を奪われたこと」を中心に回っているため、一貫した対応がとれず、子どもにとっては「期待していたのにハシゴをはずされた」「自分のことなど配慮してもらえない」という体験があまりに多いからです。明らかなトラウマ体験として残るものもあります。

「話し合ったのに、またやられた」

Ｂさんの母親は、社会的にはとても成功した有能な女性でした。そして、ＡＳＤとＡＤＨＤの混合型でした。臨床で出会う親は、このようにＡＳＤとＡＤＨＤの両方の要素を持っていることも多いものです。もちろんそれは、親の行動を余計に不規則にし、子どもを混乱させることになります。
仕事の面では、Ｂさんの母親の特質はむしろ「集中力」「発想力」「行動力」としてプラスに働いていたところもあります。しかし、子どもとの心を介したやりとりは、全く苦手でした。自分が忙しいときに家事をして家庭を守ってくれていたＢさんのことは、母親の「注意」には入っていませんでした。また、自分の不規則な言動が、コツコツ型のBさんにはどれほどの衝撃をもたらしてきたか、考えたこともありませんでした。そして、単に「勉強して自分のような社会的地位を身につけなさい」ということだけを伝え続けていました。

Bさんは結果として心の病を発症して私のもとに現れたのですが（彼女の場合も、無理やり治療に引っ張ってきたのはお母さんでした）、Bさんが独自にしていた「解釈」は、「自分は母に愛されていない」「母は自分よりも仕事が大事」「自分は母のように優秀でないから誰からも必要とされないのではないか」というようなものでした。先述したように、これらの「解釈」に基づいて自分を追い詰めていけば、当然病気にもなります。

Bさんとお母さんの間には、「あれだけ話し合って合意したのに、またやられた」というようなエピソードが数え切れないほどありました。例えば、Bさんは、母親の休暇のときの過ごし方を話し合って決めたいと思っていたのですが、母親は「引きこもりがちなBのためには旅行に行った方が気が紛れる」と勝手に判断して、旅行の予約をしたりしていました。あるいは、Bさんは自分が病気であるということを誰にも言ってほしくなかったのですが、母親は「この状況では娘の病気を伝えた方がよい」と判断すると、Ｂさんの了解も得ず、身近な人に勝手に伝えていました。私のもとに来る前にも、母親はどこかで講演を聴くと、勝手に「この先生に頼めばＢは健康になるはず」と考えて、Ｂさんの了解も得ずに勝手にその先生の予約を取っていました。

もちろん、全てのことがＢさんにとってはショックで受け入れがたかったのですが、ＡＳＤとＡＤＨＤの両方を持つお母さんには、衝動を抑えることも難しく、かつ、それがＢさんから「しないで」と言われた「ある具体的な行動」に当たるということに気づく応用力もなかったのです。Ｂさんは母親に「私の了解を得ずに勝手に決めないで」ということを頼んでいたのですが、母親から見れば、全てが「必ずＢさんにとってよいこと」としか見えなかったので、「勝手に決めている」という認識が持てなかったのです。Ｂさんは口を酸っぱくして、あるいはときによっては暴力的な態度をとってまで、「勝手に決めないで」ということを主張していたのですが、ＡＤＨＤの母親は、ふと何かに注意を奪われると、「またやられた」というような行為をとってしまう、ということになるでしょう。

あちこちにメモを貼る

結局は、普通のADHDの人のように、「抜け落ちている注意を補う」というやり方を採用することになりました。家のあちこちにメモを貼って「Bのものは勝手に洗濯しないでください」「ものを捨てるときには、かならずBに伝えてからにしてください」などが目に入るようにしたのです。

しかし当初、母親ではなくBさんがそれに抵抗しました。「優秀な母に対して、失礼な気がする」というのです。有能な母親から愛されていないという「解釈」をしていたBさんにとって、メモでの注意は「出過ぎた要求」のように感じられたのでしょう。

しかし、母親の発達障害を「知る」ことによって、Bさんは認識を新たにしました。メモを貼ることが、手がかかるけれども唯一の解決策であることを納得するようになりました。そして、完璧とは言えないけれども、母親の行動も、かなり改善したのです。

少なくとも、メモを洗濯機に貼ってからは、勝手にBさんのものの洗濯はしなくなりました。それでも、「あれだけ話し合って合意したのに、またやられた」はゼロになることはもちろんありません。でも今ではBさんは、「本当にこういうことがわからない人なんだな」とため息をつきつつ、そこに「母からの愛」を関連づけて考えていないので、「まったく、どうしようもない母」として疲れながらも受け流すことができるようになっています。もちろん「メモを貼り付ける」作業は続いていますので、家の中がメモだらけになっているそうですが。

マルチタスクができない

ＡＳＤの人も、ＡＤＨＤの人も、マルチタスクが苦手というところは共通しています。どうしても、あるところだけに目が向いてしまい、他の面にもバランスよく目を向ける、ということが難しいのです。

ところが、良質な子育てはまさにマルチタスクの中でこそ成立するものですから、親が、ＡＳＤタイプやＡＤＨＤタイプ、あるいはその混合タイプの場合、子どもにとっては「安定型」の愛着スタイルの形成が難しくなります。例えば小さい子どもと公園に行くという日常行動一つでも、親は頭の中で色々なことを考えているものです。しかし、親が発達障害タイプだと、自分の仕事ばかりが気になって子どもをやたらと急かしたり、もっと遊びたいと言う子どもを怒ったりしてしまいます。あるいは、「前に犬のふんがあった」ばかりが気になって、砂場遊びを禁止したりします。子どもの立場からすれば、まさに「横暴な親」でしょう。

またもう一つの共通点として、二つのタイプともに、否定されると意固地になるようなところがあります。何かに目が向くとそれで頭がいっぱいになるタイプなので、変化球に弱いことの裏返しです。

「親はちょっとしたことで自分を全否定する」と感じている人の中には、発達障害の親を持つ人が案外少なくないと思います。そんな親に対して浮かぶ具体的な言葉としては、「そんなのとんでもない」「何を考えているの?」「あまりにも非常識」「どうして相手の立場になって思いやることができないのだろう?」「人間として、そういう偏った考えはどうなのだろう?」などでしょう。子どもが勇気を出してそのような正当なことを言うと、親にとってはますます変化球なので、「子どものくせに生意気な」「あなたはひねくれている」のような反応が返ってきて、まさに「全否定」が強化されてしまうのです。

本書は決して「発達障害」の説明書ではないのですが、ここまで文字数を割いて説明してきたのは、それが私の臨床での現実だからです。「どうしてこの親は子どもとの約束を守ってあげることもできないのだろう」「どうしてこの親は、こんなひどいことを言えるのだろう」という問題意識から診断を進めていくと、結局は親が発達障害タイプだった、ということがあまりにも多いのです。

発達障害についてはその存在を「知る」ことが癒しの大きな第一歩なのですが、どんなふうに関わりを持っていくのがよいのかは、次章から後述します。

（事情2）不安定な愛着スタイル

子どもから見たときに、発達障害の親と案外見分けがつきにくいのは、親が不安定な愛着スタイルを持っている場合です。

「愛着」については、「毒親」を定義する上で、前章でご説明しました。「毒親」の中に、不安定な愛着スタイルを持っている人が少なくないことは、考えてみれば当然のことです。

例えば、「不安型」の人が、癒されないまま親になると、自分が得られなかった安定した愛着を我が子から求めようとする場合も少なくありません。「癒されないまま」というのは、「不安型」の愛着スタイルを抱えたまま、その問題点の自覚もないまま親になる、ということです。

そうした親にとって、我が子だけは、自分に愛情を与えてくれる存在です。子どもに機嫌をとってもらい、子どもに自分のニーズを満たしてもらい、子どもから安心を得ようとするのです。もし、子どもが親離れするようなことになれば、過剰に反応します。自分の価値観に子どもが従ってくれないと不安になり、コントロールしがちとなるのは、こんなところからもくるのです。

それはまさに、「子どもは自分の所有物だと思っている」と思わせる言動につながります。

不安定な愛着スタイルの親が、子どもの発達段階も顧みずにまるで親友であるかのように子どもに愚痴を垂れ流す、という場合もあります。夫婦仲の悪さについてなどもです。これは特に、母親からなされることが多いようですが、「父親が母親をバカにする」というような形で父親が行う場合もあります。

子どもは親の期待に応えたいと思っていることが多いですから、「うん、うん」と耳を傾け、従ってしまいます。

こういう親は、まさしく子どもの自立を妨げます。身体的暴力をふるうわけではなくても、あるいはネグレクトをするわけではなくても、子どもは自分の世界を築いていく上で、常に「親は大丈夫か」ということを気遣わなくてはならなくなるからです。

「アダルト・チャイルド(AC)」と呼ばれる人たちはここに属するのだと思います。本来は親から愛されるべきなのに、親の「親」のような立場になって、気づいてみると「自分」というものがなかったり、大変な生きづらさを抱えていたり、ということがあるからです。

もう一つ、親自身の不安定な愛着スタイルは、その異性関係に表れることも多く見られます。「不安型」の人は、例えば「君(あなた)がいなければ生きていけない」というような言葉にとても弱いのです。

「君がいなければ生きていけない」

だからこそ「母親であることよりもメスであることを優先させた」母親が「毒親」と呼ばれることも多いのでしょう。シングルマザーが男性に入れ込み、子どもを放置してしまうこともあれば、失恋したときだけ優しい母親に戻り、また次の男性が出現すると男性中心になってしまう、ということもあります。そんな中で、当然子どもは振り回されてしまいます。

特に多感な年頃の子どもの場合、性は「汚い」と思う価値観を身につけてしまうこともあります。また、男性優先の母親は、男性の機嫌を取るべく子どもを利用することもありますので、これまた子どもにとっては不適切な環境が作られることにもなります。

なお、こうやって育てられた子ども（特に娘）が、後年、やはり派手な男性関係を持つことは珍しくありません（もちろん、よい母親になろうと努力する人もいます）。それを見て、他人が事情も知らずに「やっぱりあの母親の娘だ」と決めつけるのは、フェアではないし正確でもないと思います。

男性中心の母親から「不安型」の愛着スタイルを身につけさせられた娘が、男性から「君がいなければ生きていけない」と言われて初めて安心するようになる、というのは、決しておかしな話ではありません。これは、母親の真似でも遺伝でもなく、単に不安定な愛着スタイルによるものなのです。

「不安型」の親は、自分の不安や愛情欲求によって子どもを振り回すのですが、その振り回し方がＡＤＨＤタイプの親に似て見えることも少なくありません。安定していないということでは、同じなのです。

また、先述した「回避型」の人は、親になったとしても、親子の温かい交流が子どもにプラスをもたらすということを知らない場合もあります。子どもを、「身体の小さい大人」のように扱ったり、自分の独善的な価値観を子どもに押しつけながら育てたりすることになります。子どもからの愛着行動を「甘え」「わがまま」ととって拒絶することもあります。そのような親に育てられる子どもは、やはり、人が自分を助けてくれるという発想を持てなくなってしまうでしょう。

65ページで、ＡＳＤの人は「子どもなのだから仕方がない」という発想を持ちにくい、という話をしましたが、「回避型」の人が子どもを「身体の小さい大人」のように扱うということと、とても似て見えます。

「不安型」の愛着スタイルを持つ親の中には、子どもが自分を不安にさせるような言動をとると子どもを変えようとしてくる人もいます。そのような親たちは、「子どもは自分など必要ないのではないか」「子どもは自分を嫌いになったのではないか」ということを怖れている場合があります。

そんな親に対しては、「お母さんのことは好きだけれど、自分でこれをやってみないと大人になれない気がするから」などと、親を肯定しながら自分の気持ちを説明すると、安心してやらせてくれる場合もあります。もちろん基本が「不安型」ですから、何かする度に「お母さんのことは好き」「別にお母さんから離れようと思っているわけではない」ということを伝えてあげる必要がある、というのは面倒ですが、結果として自分が生きたいように生きられるという点は確保することができます。

もちろん、「不安型」の程度が激しい場合（多くが、トラウマを受けている場合）は、そんなに簡単にことが進むわけではありません。そのようなケースは、「変えられるけれども、とても時間がかかるもの」あるいは「専門家に相談する必要がある人」に分類されるでしょう。

発達障害タイプか、愛着スタイル問題か

こんなふうに、親の発達障害から受ける傷と、愛着スタイルから受ける傷が、とても似ているので、なかなか見分けがつきにくいということが事態を難しくしている、と感じるケースは少なくありません。

しかし、その「見分け」は案外重要です。親に何を求めるのが適切か、という判断につながるからです。

例えば発達障害の親は、「結果よければ全てよし」のようなところがあって、途中の面倒なプロセスには案外興味を示さないのです。

Ｃさんの母親は発達障害です。Ｃさんの生き方にいろいろと干渉してきますが、「でも、これが私の考え方だから。お母さんの考え方は尊重するけれども、私には合わないの。私はこの考え方の方が、絶対に幸せになれるの。そうしないと、辛くて病気になってしまうかも知れない」と言えば、案外引き下がってくれます。理屈がわかれば（情緒的に理解できなくても、知的に理解できれば）「ふうん、そういう考え方もあるのね」と手放してくれるのです。ただし、こういう会話は、親が落ち着いているときにしてください。親子が対立しているような状況では、何を言っても「脅威」「攻撃」としか感じられないので、さらに親が反撃に出てくる、ということが十分考えられるからです。

これは、私の臨床経験からも痛感しているところです。親の価値観を押しつけた結果、子どもが心を病んでしまった、という場合、発達障害の親は必ずと言ってよいほど、専門家の助けを求めます。そこで理路整然と説明すると、信頼してくれて、従ってくれるのです。

一方、「不安型」の親の場合には、「子どもを愛すること」よりも「子どもから愛されること」を求めていつまでもつきまとってきたり、「他人から自分が愛されること」を、「自分が子どもを愛すること」より優先して子どもを傷つけるような行動をとったりするのが特徴です。そういう意味では、発達障害よりもむしろ厄介なことも多いのです。しかし、治療の中で癒しが進むと変化が起こってくるのはこちらのタイプです。愛着スタイルの問題は、発達障害とは異なり、後天的な影響の中で作られてくる部分が大きいからです。

臨床的な印象としては、変化の可能性があるのは、愛着スタイルの問題を抱えた親の方なのですが、より悪質になり得るのもそちら、という感じです。一方、発達障害の場合は、いくつかの決まり事を作るなどの工夫以上の変化は起こせないのですが、「困った度合い」は安定している、という印象があります。前者の方がそれだけ親の精神状態によるもので、気まぐれだと言えます。

おおざっぱな見分け方としては、少なくとも私が経験してきた範囲で言えば次のようになります。ＡＤＨＤの親は、自分が子どもとの間に問題を抱えているという自覚がほとんどありません。親の不規則さについに子どもがキレて問題が顕在化するまで、そちらの方面にはあまり注意が向かないようです。ですから、子どもが親を愛していることを確認したりするような親は、発達障害ではないと言えるでしょう。

「不安型」愛着スタイルの親は、「親を見捨てるのね」などという強い言葉を使って、親への愛を確認する場合もあります。一方で、子どもに好かれていたいあまり、叱るどころか子どものしつけもできない、という人もいます。

ＡＳＤタイプの親と「回避型」の愛着スタイルを持つ親の違いは、「不安型」の愛着スタイルを持つ親ほどわかりやすくないかもしれませんが、ＡＳＤタイプの親は「こだわり」中心型、とも言えます。「こだわり」中心型は、こだわりという形で表れることもありますし、そこに変化球を投げられてパニックになり、攻撃的になる、という形で表れることもある、というのは前述した通りです。単に淡泊なだけでなく、独特のこだわりがある場合、あるいは突然怒り出したりする場合には、ＡＳＤタイプを疑ってみた方がよいと思います。

いわゆる「毒親」と呼ばれる親の背景として最も多く見てきたのが、ここまでご説明した発達障害（非定型発達）です。専門家による適切な介入がないと、かなりの確率で「毒親」になると言えます。一方、愛着スタイルの問題を抱える親は、全てが「毒親」になるわけではありません。第5章で後述するように、愛着スタイルが安定したパートナーを得たり、親になったりすることによって愛着スタイルの問題を乗り越える人もいるからです。

次に、「毒親」の抱えるそのほかの精神医学的事情を見ていきましょう。

〈事情3〉うつ病などの臨床的疾患

「毒親」が、うつ病を患っていることは少なくありません。これは、この後述べる「親がDV被害者」「親がいわゆる『嫁姑関係』を抱えている」などとも関係してくる問題です。

うつ病は、子どもをかわいいと思えない、子どもの世話をする体力も気力もない、という「症状」を作ってしまいます。それゆえに「親は本来子どもを愛するもの」という「常識」を平気で覆してしまいますし、不安が強いタイプのうつ病では、子どもに対して理不尽に過保護になる場合もあります。

うつ病の症状さえなければ子どもを普通に愛し、身の回りの世話もできた親が、症状のために結果として子どもに「毒」を与えてしまうのは、本当に、子どもにとっても親にとっても気の毒なことです。

そのほか「毒親」としての形は、ネグレクトや子どもに対するネガティブなコメント、イライラを反映した暴力、不適切な不安や焦燥、「もう死んじゃうから」など、自分の自殺をほのめかして子どもにプレッシャーを与える、などで表れます。

なお、思春期前の子どものうつ病は、親のうつ病を治すことでかなりの程度治る、ということが知られています。それほど、親のうつ病は子どもに大きな影響を与えるということでしょう。

後述の「深刻な『嫁姑問題』」とも関連することが多いのですが、母親が「『嫁姑』ストレス」により重いうつ病を患っている場合も少なくありません。母親の本能は、子どもを安全に育てたいというものなのでしょうが、うつ病の症状として、「子どもに十分な愛情を感じられない」ということもありますし、「自分みたいにダメな母親なんていない方が子どもにとって幸せ」と思ったり、「子どもが自分に厄介をかけている」という被害的な思いを持ったりすることもあります。

それでも父親などが「お母さんは病気だからああいうことを言うんだよ。気にしなくていいし、病気も治るからね。子どもは子ども。健康に育つ権利がある」と、バランスのとれた態度をとることができれば何とかなる場合が多いのですが、母親の扱いに困り果ててしまった父親が、その解決を子ども（特に娘）に求めることは少なくありません。

つまり、「子どもが母親に心配をかけなければ、我が家はうまくいく」ということなのです。この傾向は、例えば父親がＡＳＤタイプの場合には比較的顕著に現れます。いろいろなこと、とくに心理的なことを複合的に見ることができないので、「母親のうつ病」に目が向いてしまうと、子どもは単にそれを悪化させている因子、というふうにしか見ることができないのです。

こういう場合の「毒親」とは、母親だけでなく父親も、ということになるのでしょうが、子どもは完全に孤立し、自分は誰にも愛されない、という感覚を持ってしまいます。それが他の人と人間関係を築く上で大きな問題になるのは当然です。

なお、そんな環境で育つ子どもですから、不安定な愛着スタイルはもちろん、深刻な心の病を抱えることも少なくありません。病気という意味では母子共に対等ですし、親子の関係を考えれば、「子どもの病気をよくするために親も協力しなければ」という気持ちになるのが「常識」というものなのでしょうが、子どもの調子が悪くなる度に親が自殺未遂などの大騒ぎを起こし、そのことが子どもに強い罪悪感を植え付け、自らの病気を治す権利があるという意識どころか、「私は結局親に迷惑をかけるだけの存在に過ぎず、病気ですらないのだ」という結論に至って援助を求めようともしない場合も少なくないことは胸が痛みます。

トラウマ関連障害

他にもいろいろな臨床疾患が挙げられますが、「親子関係」という中でかなり大きな悪影響となるのは、癒されていないトラウマ症状が親にある場合です。親のトラウマ症状は、いろいろな形で子どもに影響を与えます。

医学的に「トラウマ体験」、つまりＰＴＳＤの前提条件となる体験という場合は、殺人未遂、レイプ、自然災害など、命に関わるほどの体験をした場合、ということになりますが、子ども時代の親子関係や学校におけるいじめ、ＤＶなど、明らかな力関係のもと、逃れられない環境で人から受け続けた心の傷は、存在に関わる話であり、やはりトラウマと呼べる性質のものだと私は考えています。そういう意味で、震災など単回のトラウマ体験を想定した通常の「ＰＴＳＤ」と区別して、「複雑性ＰＴＳＤ」と呼ぶ流れがあります。その場合、一般的なトラウマ症状に加えて、自分という存在について、また対人関係面でのより複雑な症状が現れます。

その一つの形は、「不安型」の愛着スタイルを持つ親に見られる問題をより顕著にしたようなものです。

Dさんはすでに20代なのですが、未だに「親離れ」ができず、苦しんでいます。Dさんの母親は、生育過程で家族からのひどいトラウマを受けた人です。母親は、Dさんが生まれたとき、本当に嬉しかったそうです。誰も信用できなかった母親にとって、生まれたばかりの赤ちゃんは、まさに無垢な存在であって、完全に信用できるからです。「Dさんが母親と仲よくいられること」を育児のうえでの絶対的な目標とし、成長したDさんが少しでもお母さんから離れるような態度をとると、こう言うのです。

「Dが味方でいてくれないなんて、私は生きている価値がない。一生懸命育ててきたのに」

これでは、Dさんは母親に従うしかありません。Dさんは「お母さんに縛られている」とも思うのですが、同時に、「でも私のことを一生懸命育ててくれたお母さんだから、背くことなどできない」と思っています。

「誰だって苦労している」「弱音を吐くな」

この母親のように、他の人は誰も信用できないけれども、子どもだけは無垢で自分を愛してくれる存在、という感覚から、「子どもに愛されること」をただただ求めて生きる人もいます。わずかでも子どもが自分を嫌っているのではないかと感じ取ると、パニックになってしまい、子どもをひどく怒鳴りつけてしまったり、子どもの前で自傷行為を行ってしまったり、というようなことすらあります。「感情コントロールの障害」は、特に対人トラウマを持つ人の症状の一つです。

自分にトラウマ症状があるという自覚もない場合には、やたらと厳しい親になることもあります。「誰だってそのくらいの苦労はしている」「弱音を吐くな」「自分はこんなに努力をしてきた」と言い続け、子どもの辛さをわかってあげようとすらしないのです。自分の傷やもろさに気づいてしまうと、もたない、という感覚がどこかにあるのかもしれません。「弱さ」「ストレス」などの存在を完全にシャットアウトしてしまうのです。

親に対人関係のトラウマがある場合、それは他人に対する警戒心につながりますから、子どもに「他人を信用するな」というようなメッセージを伝えることにもなります。子どもは、自分なりに人を信用していきたいけれども、親の「他人を信用するな」に多大なる影響を受けているため、とても歪んだ人間関係を作っていくしかなくなる、ということもあるのです。

その他、トラウマがある人は衝撃に弱い場合が多いのが特徴と言えます。例えば、他人からの何気ない一言などにも、ひどい衝撃を受けて、揺らいでしまうのです。もちろん誰でも、人からひどいことを言われれば衝撃を受けますが、時間の経過の中で、「何もあんなひどいことを言わなくても」などという気持ちも生じ、衝撃は和らいでいくものです。それに対してトラウマがある人は、自分が何かから衝撃を受けた場合、その解決を求めて、子どもにとってむしろマイナスな、非現実的な方向へと子どもを振り回すこともあります。

アルコール依存等

「毒親」の中には、アルコールをはじめとする物質依存を持っている人もいます。物質依存は、精神医学的に病気として位置づけられます。薬物依存の親もいますが、日本で圧倒的に多いのはアルコールでしょう。アルコール依存の親は、暴力やネグレクトにもつながっていき、育児にとても悪い影響を及ぼします。アルコールの影響下では、子どもに対する態度もとても不規則なものになるからです。

アルコールは一般に、常識下で抑制されているものを解放してしまいます。上機嫌なうちは猫かわいがりする。と思えば、豹変して暴力的になる。あるいは、すっかり家事も育児も放棄することになる。さらに「不安型」愛着スタイルも持っている人は、少しでも自分を否定する人に対してしつこく迫る。そんな現象が起こってきます。

そもそも、なぜ人はアルコールなどに依存するのかと言うと、そこに逃げざるを得ない不安を抱えていることが多いからです。「不安型」の愛着スタイルの人が依存症になりやすいということは知られていますが、「不安型」だから依存するというよりも、「不安型」の人が、何らかの精神的危機に直面したときに、何かへの依存はとりあえずの逃げ場を与えてくれるということになるのでしょう。

アルコール依存は、うつ病やトラウマ関連障害と併存することも多く見られます。

（事情４）ＤＶなどの環境問題

「毒親」を作る４つ目の事情が、現在親が置かれている環境です。環境は、臨床的疾患を発症・維持する重要なストレス要因となりますので、ここに分類される人の多くが、実際には前項の「親が臨床的疾患を持っている場合」にも含まれると思います。

先ほど、「親のうつ」が「親がＤＶ被害者」「親が『嫁姑関係』を抱えている」などとも関係してくる、ということをお話ししました。

例えば、母親が夫（子どもの父親）からDVを受けている、というケース。そんな場合の母親の多くはうつ病やトラウマ関連障害を患っている場合が多いのですが、母親がDVを受けている結果として（あるいはDVの怖れを感じるあまり）、すべて父親の言いなりになる、というケースも見過ごせません。

父親が言っていることがどれほど理不尽と感じても、調子を合わせてしまうのです。そのツケは、常に子どもに行きます。

DVを働く父親自身も被虐待児で、人間全体に警戒心を持っており、自分を否定する人間に極度に敏感だということもあります。妻や子どもが、自分の意見に反することを言うと、「自分が否定されている」と感じるのです。家庭をきちんとコントロールしないと自分の父親としての評価が下がるということをひどく気にしているのです。子どもは、よくわからないながらも、父親に従うしかなくなってしまいます。

「あなたがちゃんとしないと、お母さんがいじめられる」

結婚した女性なら誰しも、いわゆる「嫁姑問題」を抱えることがありますが、特に母親が夫の両親と同居している場合などには、母親にはかなりのプレッシャーがかかります。子どものでき（ふるまいや成績など）を見て、「母親がちゃんとしていないからだ」などと、なぜか特に姑から非難される場合が多いからです。舅は一般に「嫁」に甘いことが多いのですが、姑は「大切な息子をとられた」という意識が強いからか、「嫁」にきつく当たることが多いのはよく知られたことです。

プレッシャーを受け続けた母親は、「あなたがちゃんとしないと、お母さんがおばあちゃんにいじめられる」と、子どもにはっきり言い聞かせるようになる場合が多いのです。

そのために、自主性を押さえ込まれ、母親が望む「理想の子」に仕立て上げられた人も多いのではないでしょうか。自らの「嫁」としての評価を高め、被害を減らすために子どもを犠牲にする、という意味では「毒親」と呼んでもよいのでしょう。

もちろん、姑に何を言われようとうまく子どもを守っている親も存在します。「私も困ったと思っているのですが、これぱかりは本人の自主性に任せなければ、と諦めています」などとかわすわけです。姑からのプレッシャーをそのまま子どもに押しつける母親と、そうでない母親の違いは、母親の自己肯定感にあると思います。何としても子どもを守ろうと思っているくらいに自己肯定感が高い母親は、姑からのプレッシャーを

「雑音」ととらえることができる、と言えます。つまり、自分が子どもを守ろうという気持ちを、自ら肯定していると言えるのです。

一方、姑のプレッシャーをかわせず、行き場のない気持ちを愚痴として子どもに聞かせ続ける母親もいます。このタイプが「毒親」になります。これは母親だけに見られるものではなく、父親が妻の親の悪口を言ってばかりという場合もあります。配偶者の家風を「文化度が低い」「気取っている」などと悪く言う人もいます。自分の身近な人たちが悪口を言い合うこと、そして結局はそれを子どもが引き受けなければならないことは、いずれも子どもにとって安心して育っていける環境を作りません。

Eさんの母親も、姑から、信じられないほど執拗な嫌がらせを受けてきました。父親も、母親の味方になってくれず、「おふくろとうまくやってくれ」というだけの対応でした。

Eさんは気丈にも、「母と祖母がうまくいくようにしなければ」と、祖母から母の悪口を聞かされるたびに、祖母の機嫌をとっていました。また、傷ついた母をケアしなければ、と、本当に「いい子」でいたのです。本来のびのびできるはずの子ども時代を、大人たちの調整係として犠牲にしていました。

それでも姑の嫌がらせはひどく、Eさんの母親は、追い詰められ、うつ病になりました。その恨みは、姑というよりも、自分を守ってくれなかった夫に向かいました。子どもにとって、親がいつも不仲というのは、かなりのストレスです。またEさんが何らかの悩みを母親に打ち明けたときに「お父さんに話しなさい」と言われることは、突き放されたように感じるものなのです。母親は、「娘からの要求に親身になれないのは、助けてくれない夫のせい」と自己正当化しているので、娘の悩みが姑とは関係ないものであっても（そもそもEさんはトラブルを避けたいので、祖母についての悩みを母親に言うことはありませんでした）、「すべては夫が招いたこと。何であれ問題の解決は、夫がすべき」という被害者意識を手放せなかったのです。自分が悩みを打ち明けたときに突き放す親は「毒親」と分類されても仕方ないと思います。

次に挙げる三つの「親の置かれた環境」も、「毒親」の要因になり得るものです。順に見ていくことにしましょう。

親になる心の準備不足

母親の中には、医師や弁護士などのキャリアウーマンとして社会的に活躍したかったのに、事情により（多くが妊娠することにより）「一介の主婦」になることを余儀なくされた人もいます。そういう人のなかには、本来自分が社会で活躍するくらいの出来を子どもに求める人もいます。子どもの出来は「自分の成績表」というわけです。

その考えは、子どもが本当はやりたいこと、子どもが持って生まれた能力などの現実を無視する態度につながります。「親の鋳型にはめて育てられた」と思っている人は、このケースも多いのではないでしょうか。

「私が自分のキャリアを諦めたのだから、それに見合う子どもが育ってくれなければ」という気持ちは理解できますが、子どもはそれぞれが独自の存在です。いつもいつもテストで百点がとれるわけではないのです。

「自分の成績表」として子育てをすることはまさに「子どもの私物化」であり、そんな親が「毒親」と見られるのも、仕方がないと思います。

あるいは、「予期せぬ妊娠」によってキャリアを断念せざるを得なかった場合、「あなたさえいなければ」という感覚を持つ親もいます。「予期せぬ妊娠」は、今までは「望まない妊娠」と呼ばれてきましたが、さすがに子どもの気持ちに配慮して表現を変えられつつあります。そのような親は、何かと「あなたのせいでこうなった」「あなたのために諦めたのに」という言い方をする場合も多いでしょう。

これは、女性に限った問題ではありません。男性でも、子どもができたとなると、まだまだ遊び足りない年頃であっても、「妻子を養う」という責任が生じます。この責任に耐えきれずに、アルコールに走ったり、夫婦関係を悪化させ様々な問題を引き起こしたりしていく場合もあるからです。

ちなみに、妊娠の前提には、性交渉があります。性交渉をする際には、よほど完璧に近い予防策をとっていなければ妊娠の可能性があるわけで、「あなたのせいで」と、生まれた子どもを非難するのはとても理不尽なことだと言えます。

もちろん、子どもを持つことは、多くの人にとって喜びだと言えます。でも、今の社会情勢では、例えば「正社員でいたければ、これ以上子どもを産むな」と上司から圧力をかけられる、などということが横行しているのは報道の通りです。

少子化から脱した国々では、「子どもを持つことのメリット」が政策に反映されています。オランダ人の私の友人は、「子どもを持つことで様々なメリットが得られるので、子どもを持たないことが損に感じる」と言っています（彼女は社会的に活躍しており、そして四児の母親です）。これは、個人的な問題であると同時に、社会的な問題であるとも言えるでしょう。

「圧倒的に余裕がない」Fさんの母親

Fさんの妹は、先天性の障がいを持っています。重度の障がいのため自立した人生の見通しも立たず、外出すれば他人から嫌悪感や好奇の目で見られたりします。人によっては「この子に掛かる高額の医療費は、無駄遣い」などととんでもないことを言う人もいます（実際、直近の過去に、そのような発言をした著名人がいました）。

そんな子どもを持つFさんの両親には、常に余裕がありません。障がいや病気をもつ子どもを育てるほかの親たちと同じように一生懸命なのですが、その圧倒的な忙しさゆえに、Fさんも同じく我が子なのだということを忘れてしまいがちになるのです。先天的障がいを持つ妹を育てるための「戦友」みたいに思ってしまうのでしょう。Fさんは単に障がいを持つ妹の姉に過ぎないのですが、まるで親のような、保護者的な役割を求められてしまうのです。

そうは言っても、Fさんも、子どもから大人になっていくプロセスが必要な、普通の子どもです。ところが、そんな子どもであることを許されないのです。

親を圧倒的に余裕のない状態にする事情は、Ｆさんのケースに限らずほかにもあることでしょう。またここまで述べてきたことと大半が共通しますが、親というのは、余裕がないときに不適切な行動を示すことがほとんどなのだと思います。

自ら生計を立てて子どもを育てるということが、人間としての義務のように思い込んでいる親は少なくありません。生活保護をはじめ様々な補助制度があるものの、まだ日本社会が、苦しい親に対する支援を十分に行っていないため、そのしわ寄せは親に来ます。

余裕がないときの親は、とんでもないことをしでかしたり、一貫性のない行動をとったり、子どもに過剰な期待を押しつけたりします。それが結果として「毒親」になってしまうのでしょう。

親の親も「毒親」

「毒親」の中には、自らも「毒親」に育てられており、それ以外の育て方を知らない、という人もいます。確かに、「親」は専門職や資格などではなく、単に子どもができると自動的に親になるものですから、その前提となる教育は存在しません。通常は子育てをしながら親になっていくわけですが、単に「知らない」ために適切な子育てができない、という人はかなりの程度存在しています。

私は「対人関係療法」という、効果が科学的に証明されている精神療法を専門としています。思春期前のうつ病の子どもを対象とした「家族を基盤とした対人関係療法（Family-based Interpersonal Psychotherapy: FB-IPT）」では、面接時間の半分を子ども、残りの半分を親の面接、という構造をとることによって（治療の途中からは後半は親子そろっての面接）、子どもだけを支える治療よりも効果が上がることが科学的に示されています。これなどは、「関わり方がわからない親」に対して、治療者がそれを教えることの効果をよく示していると思います。

思春期のうつ病患者さんを対象とした思春期版対人関係療法でも、病気についての教育や、上手な関わり方を知ってもらうために、親をかなりの程度巻き込みます。もちろん、思春期版対人関係療法も、とても効果があることが科学的に示されています。

ですから、「知る」だけで改善する親はいるのです。実際の臨床現場で、「自分のこうした言動が子どもをこんな思いにさせてきた」ことを初めて知って涙を流す親もいます。

もちろん、どんな親も完璧ではありませんが、変わろうと努力し、「うまくできていないときは言ってね」と子どもが指摘する余地を受け入れる親も実際には多いのです。

子どもより「宗教」を優先

もちろん誰にでも信教の自由はあるのですが、親が特定の宗教にのめり込むことが健康な日常生活とのバランスを欠いてしまうと、「毒親」が作り出されてしまいます。この場合、その宗教コミュニティも含めての話になりますから、話はさらに難しくなります。その宗教が「国教」と言われるようなものであれば、健康な日常生活との整合性はとりやすくなるでしょう。しかし、日本においてそのようなものはありません。

最もわかりやすい例が、カルトと言われるものだと思います。カルトに取り込まれた親のもとで育った子どもが、どれほど不安定な愛着スタイルを持ち、どれほど癒しが難しいか、ということはすでに報告されていますし、想像にも難くないと思います。私の患者さんでも、カルトそのものに疑問を抱きながらも、その環境で生まれ育ったため、まるで「自分の血に流れているもの」のように、訣別するのがとても難しいのです。救いを求めて治療に来ても、結局脱落してしまう人も少なくありません。

一般社会では「おかしい」と思われる教義が何よりも優先されてしまうため、子どもは安定した愛着スタイルを身につけることもできませんし、成長の過程で、自分が信じてきたことが「おかしい」と感じることができるようになっても、では何を信じたらよいのかわからなくなってしまうのです。いつまでも、教義に引き戻されてしまう子どもたちを、私は診てきました。

カルトとまでは呼べるものでなくても、親が子どもよりも宗教を優先してしまう場合には、やはり「毒親」化してしまいます。

本来宗教とは幸せのため、心の平和のために求められるものだと思いますし、その中にはよりよい親になるため、ということも含まれるはずです。しかし、子どもを犠牲にしてでも宗教にのめり込んでしまう人は、もともと「不安型」の愛着スタイルを持っていたり、トラウマがあったりして、何かしら「拠り所」となるものを求めている場合が多いのです。特に「複雑性ＰＴＳＤ」の人には、「救済者願望」が強いと言われています。あまりにも無力化されているため、誰かしっかりした、「完璧に正しい」人に、自分を救ってほしいと思うのです。それが宗教家に向けられる場合もあります（もちろんそんな完璧な人はいませんから、さらに事態を悪化させたりするのです。特に、宗教家が支配的である場合は、トラウマ治療のゴールであるエンパワーメント〈有力化〉に逆行してしまいます）。

　親の宗教からの子どもの解放については、これから真剣に対策が検討されるべきだと私は思っています。

　なお、発達障害の人が、生きづらさから宗教を求める場合もあります。発達障害の人は、自分が発達障害だと気づいていない場合が多く、「どうして自分はこんなに生きづらいのだろう」という疑問を抱えていることが少なくないからです。

「毒親」を治療の場に呼ぶ

　子どもが治療を求めてきた場合、私は情報収集や関係改善のために親を呼ぶことを提案します。そこでよく返ってくるのは「うちの親は来ない」という言葉です。

　考えてみれば、そうでしょう。本章でみてきた「毒親」のほとんどが「怖がり」です。発達障害の人やトラウマを持つ人は衝撃に弱いですし、「不安型」愛着スタイルを持つ人は、嫌われることに敏感です。「回避型」の親は、「怖がり」でない場合もありますが、自分が治療に関わることの意義をよく理解できない、ということもあります。

　それまで他の治療者から「親のせい」と言われたことがある場合は、特に「治療に呼ばれることは恐ろしいこと」という概念が強まってしまっていると思います。

「毒親」であろうがなかろうが、親としての自分の責任が問われる（自分としてはベストを尽くしたつもりなのに）とわかっている場に出向こうという気が起こらないのは当然だと言えます。

そうした場合、私は、患者さんに頼んでこう伝えてもらうことにしています。

「お子さんが病気になってしまって、どのように接したらよいのか、親御さんもお困りだと思います。そのあたりで少しでもお力になりたいので、是非いらしてください」

こういう頼み方をしてもなおいらっしゃらなかった親御さんはいません。やはり親御さんも本当に困ってしまっているのだと思います。

ただし、トラウマ症状を持っている親などの場合、かなり配慮しないと「脅威のセンサー」が作動してしまって、治療に対して非協力的になったり、治療者を悪者にしたりすることもあります。このあたりは臨床上の工夫です。そして、「親のせい」と言う治療者が減ることを願っています。

毒親の抱える４つの精神医学的事情

（１）発達障害タイプ
・自閉症スペクトラム障害（ASD）
・注意欠如・多動性障害（ADHD）

（２）不安定な愛着スタイル（不安型と回避型）

（３）うつ病などの臨床的疾患
・トラウマ関連障害
・アルコール依存症

（４）DV などの環境問題
・深刻な「嫁姑問題」
・親になる心の準備不足
・障がいのある子の育児など、圧倒的な余裕のなさ
・親の親も「毒親」だった
・子育てより大事な「宗教」など

第3章　「毒親」の子のための5ステップ

ステップ1　「自分は悪くなかった」と認める

「毒親」との関係を癒すと言うと、「毒親」と「癒し」という言葉の組み合わせに、違和感や精神的アレルギー反応を抱く人は少なくないと思います。しかし、すでに十分傷を受けたのに、さらにこれからも傷ついたまま生きていかなければならない、ということはありません。

「親のために」ではなく「自分のために」、癒しが必要です。それが結果として親を癒す場合もあるということは、臨床経験の中でよく見てきていることですが、**それが目的ではないこと**を前置きとしてお伝えしたいと思います。

本章では、「毒親」の精神医学的事情について知った本人の「癒し」に必要な5つのステップを見ていきたいと思います。重要なのは、順番を間違えないことです。一つずつ、時間をかけながらでも、ステップを積み重ねていくことが必要です。

具体的にお話ししていきましょう。「親は子どものことを思っているもの」という、まことしやかな「常識」を覆したこと。そして、子どもに「悪かったのは自分ではなかったのだ」「他にも自分と同じように苦しんできた人がいるのだ」という認識を与えたこと。前述した『毒になる親』の最大の功績はこの二点でしょう（ただし、自分の親を「毒親」と呼ぶことに抵抗がある人がいるのも事実です）。もちろん臨床や教育の場ではそれまでも知られていたことでしたが、一般社会に向けて、堂々とそれを公言したことは画期的で、大きな啓発効果があったと思います。

また第２章で見たように、親にはそれぞれの精神医学的事情があります。しかし、それらは「親の事情」であって、子どもには何の責任もないのです。

「自分が悪かったわけではなく、親の言動が不適切だったのだ」という認識に至るまでのプロセスは人それぞれでしょうが、まずはそう認識することが「癒し」の第一歩であることは間違いありません。それは親による絶対的な支配を逃れることにつながるからです。

この認識に至るまでの子どもは、明らかに、あるいは何となく、「自分が悪いから親は自分を嫌う言動をとるのだ」と思っているものです。

ステップ1は不可欠で、最も重要なのです。

なお、「自分は悪くなかった」という認識と同時に必要なものがあります。それは、「自分は子どもとして不適切な環境で育った」という認識です。

親にどんな事情があったにせよ、第1章でお話ししたように、そこで育つ子どもは大きな影響を受けるものです。「どんな環境でもすくすくと育つ子ども」など幻想です。また、「環境の影響を受けるなんて、人間として弱い」というのも、間違った認識です。

「自分は子どもとして不適切な環境で育った。そして、それは自分のせいではない」ということを認めるのは、「自分自身の癒し」にとって絶対的に必要な認識なのです。

この妨げになるのは、「何でも親のせいにするのか」「親のことを悪く言うものではない」「今さら昔のことを蒸し返しても」というような反論でしょう。

これらの反論が力を持ってしまうのは、子ども自身が、そんな感覚をもともと（少なくとも、どこかしらで）抱いているからなのです。これには先述したように「子どもはかくも優しく親を思う」と言うほかない子どもの本質も関わっているでしょう。だから、「悪かったのは自分ではない」と割り切ることができずにきているのです。

「何でも親のせいにするのか」については、第1章ですでにご説明しましたから、ここでは、「親のことを悪く言うものではない」「今さら昔のことを蒸し返しても」という反論について考えてみましょう。

「蒸し返す」本当の意味

儒教的精神なのか、「親は敬うべき」という観念が、日本にも充満しています。これは、児童虐待が事件として広く知られるようになってからは絶対的な観念ではないということが知られつつありますが、未だに、親を悪く言う人は決して好意を持って見られない、というのは事実だと思います。

親は自分をこの世に生み出してくれた存在（生み出された人生がどれほど辛いものであっても）。

親は基本的に子どもを育ててくれる存在（その育て方が虐待的であっても）。

こうした観念が強いため、例えば「不安定な愛着スタイルを与えたけれども、大学まで出した親」がいた場合、「大学まで出したのに」と言いたくなる人がいるのです。ですがそれは、あまりにも表層的でしょう。こうした「常識」が、「毒親」を持つ人をどれほど縛り、苦しめているでしょうか。

「毒親」を持つ人の中には、その実態を他人に話してみようとした、という体験を持つ人もいます。しかしその多くが、「親のことを悪く言うものではない」という姿勢によって、話を途中で遮られているようです。

実は、本来は専門家集団であるべき、医療機関やカウンセリングの場でも同じことが起きているのです。「毒親」について医師やカウンセラーに訴えたところ、「今さら昔のことを蒸し返しても」「それよりは、今後のことを考えよう」と、決して意地悪ではなく、治療者たちが考えた「最善のこと」を言われるというのです。

それはどれほど、「毒親」被害にあった子どもたちを絶望と混乱に陥らせるでしょう。「毒親」について訴えられる状態になった子どもは、すでに親がしたことと自分の生きづらさの因果関係を理解しています。それなのに、肩すかしのように「今さら」と言われることがどれほど「誰も助けてくれない」という感覚を生むでしょうか。それも、専門性を頼ってすがった先で。

実際は、昔のことを蒸し返すのはとても大切なことです。過去にどんな対人関係を持っていたかが、その人が他人を見るときの「フィルター」を作るからです。

ですから、治療の中で、過去の親子関係を聴くことは、「親のせいで……」というような人格攻撃のためでは決してなく、親のどのような言動が子どもの愛着スタイルにつながったか、親が子どもにどのようなトラウマ体験を与えたか、ということを知るためのことなのです。あるいは、親のどのような言動が、子どもを混乱させ、人間や人生をプラスに受け止めることができなくなったか、ということを知るためです。自分が受けた被害と、現在の自分の「症状」の相関を知ることは、子どもの人生に計り知れないプラスをもたらします。

例えば、複雑性PTSDを持つ人の中には、他者に対してとても攻撃的になる人がいます。それは「感情コントロールの障害」としてきちんと「症状」と認められているものです。私も患者さんから度々怒鳴られたことがあります。私は、病気と症状について知っていますので、一人の人間として「怖い」とは感じますが、「この人は乱暴だ」と受け止めるのではなく、「感情コントロールの障害がひどく出ている」と受け止めることができます。

また、中には、とても常識的には考えられないような奇行（主に攻撃や復讐をテーマとしたもの）を取る人もいます。もちろん、人間としての「常識」では考えられないものなのですが、複雑性ＰＴＳＤの、「感情コントロールの障害」という症状として考えれば、腑に落ちるものが多いです。「ひどい目に遭ったことはわかった。だからと言って何でもしてよいのか」というような批判に私が違和感を覚えるのは、そんな背景があるからです。「症状」は、本人にはコントロールできないからこそ「症状」なのです。もともと社会的規範意識が強い人も多く、「奇行」をする自分を誰よりも嫌っているのは本人自身でしょう。治療が進めばそんな行動は消えていきます。

ステップ２　「怒り」「混乱」を受け入れる

「自分は悪くない」ということがしっかり認識できると、多くの人が、親や、親を擁護する人達に対する「怒り」のステージを通ります。これは自然で、仕方のない反応です。それまで、「悪いのはあなた」とばかり育てられてきたのが、嘘だったということなのですから。

あるいは、人によっては、「自分は悪くない」からといって、「親が悪い」と考えることに違和感を覚える人もいるでしょう。どんな人のことであれ「悪い」と思うことに抵抗を感じる人もいると思います。また、特に、親の「よい面」「苦労してきた面」も見てきた人の場合はそう思うケースが多いでしょう。こんな場合は、ただ混乱してしまうかもしれません。

いずれの場合でも、ごく自然な反応だと言えます。自分がどんな感情を抱こうと、それを否定しないでください。これも、次に進むためにとても重要なステップです。

怒りを感じる場合、可能な状況であればそれを親にぶつける自由は誰にでもあります。ただ、怒りをぶつけられたからといってすぐに謝り反省するような人は、そもそも「毒親」になっていないはずなので、怒りをぶつければ問題が解決する、ということはほぼ期待できないでしょう。それどころか、親による自己正当化、あるいは「あなたの考えすぎ」など子どもに対する冷たい評価など、相手の反応によってさらに傷つき落胆する可能性の方が高いと思います。

また、子どもがひどく怒っている場合には、親がどこまで謝っても「うわべだけ」と感じることもあります。「毒親」を怒って、反省してもらう、という形の解決は、ほとんど幻想に近いように思います。

もちろん、救いはあります。それは親が粘り強く謝罪と本人の人生に対する貢献を続ける場合です。このあたりについては、第7章でさらにお話しします。

ステップ3　親にも事情があったと認める

よほどのサディスティックなサイコパス（精神病質者）を除いて、我が子をいじめたいと思っている親は実際稀なものです。

もちろん、社会的な体面というものもあるでしょう。親がいろいろと自己正当化するのも、「子どもをちゃんと育ててこそ認められる」という観念に基づく場合が多いものです。私も親だからわかるのですが、いくら自分が社会的に認められていても、子どもすらうまく育てられないというのは、「人間としてどうだろう？」という疑問を多くの人に抱かせますし、自分自身も自信を失うことになります。

子どもへの愛情からも、また自分の人間としての本当の価値という観点からも、子どもがうまく育ってほしいというのは、多くの親に共通した思いです。そして、一生懸命やっているつもりなのだけれど、自分が抱えた事情ゆえにうまくできない。それが「毒親」ゾーンの多くの親の現状なのだと思います。

「毒親」を持つ方たちは、ぜひ、第2章を参照して、ご自身の親がどれにあたるのか、思いを馳せてみてください。その多くが発達障害関連だとしても、私は決して驚きません。発達障害以外の親は、子どもの成長と共に成長する場合も少なくないのですが、発達障害はその固定性ゆえに定義づけられるのですから、特徴は基本的に変わらないのです。

現実に、親を医療機関に連れて行って診断を受けさせるということは難しいと思いますが（私自身は積極的に診断しています。それは、親にも子にも、癒しを与えるからです）、「あ、これは似ている」という程度の認識はできると思います。

そうした時に多くの人に起こりがちなのが、次のような不安です。

「親の事情を認めてしまうと、全てを受け入れなければならなくなるのではないか」

「許さないといけないのではないか」

それゆえ、親の事情を考え続けることに抵抗を感じる人も少なくありません。実際に、「親が病気だったのなら、自分はもっとケアしてあげなければならなかったのではないか」「なぜもっと早く気づかなかったのか」などという罪悪感を抱く人すらいます。

はっきり申し上げておきますが、病気のケアをすべき人は子どもではありません。ケアをすべき人は、パートナーや治療者です。子どもがそこにとらわれてしまうと健康な成長が妨げられてしまうのです。

「先生はどっちの味方なんだ」

また、「親の事情」に言及すると、とたんに反発や不信感を示されることもあります。それまでは私を「理解者」として心を許してくれていた患者さんが、「どんな事情があろうと、親なんだから、きちんと育てるべきだった。事情があったからと言って、子どもにどんな傷でも与えてよいのか。先生はいったいどっちの味方なんだ」と言うのです。

そんなときに私が強調するのは、「自分が育った環境は、子どもにとって劣悪なものだった」という認識と、「親には親の事情があった」という認識は、全く違う次元の話で、矛盾なく両立させることができる、ということです。

先ほど「ステップ1は不可欠」と言いましたが、もちろん最優先は「自分が育った環境は、子どもにとって劣悪なものだった」という認識です。それが納得できるようになるまでは、どれほど時間がかかってもよいと思います。その後に「親の事情」に進んで欲しいのです。

ではなぜ親の事情を考える必要があるのか。そんなことをしたら、「自分は悪くなかった」という認識が揺らぐのではないか。

実際は逆なのです。親の事情を明確にすることは、「自分が悪かったわけではない」という認識を、より確固たるものにします。親が発達障害で、妙なとらわれを押しつけてきたこと、あるいはマルチタスクのできない親が、何かに気を取られて自分をかまってくれなかったことなど、どうして自分に責任があるというのでしょうか。

もちろん、親から「あなたのせいで……」と言われながら育ってきた人も多いと思います。しかし、それも第2章に挙げた親の問題から理解することができます。つまり、問題の根っこは子ども本人にあるわけではなく、親が抱える事情にある、ということなのです。

このあたりは、例えば重い障がいを抱えた子どもを持つ親の姿勢などに顕著に表れてきます。愛するわが子にできるだけのことをしようという意志を持ち、できるだけ他人の手も借りて、良質な育児を心がける人もいます。一方では、子どもの障がいに絶望したり、現実を否認して、子どもに対して不適切な言動をとったり、子どもを恥ずかしく思って他者の手を借りようとしなかったり、などという人もいるのです。どちらも「重い障がいを抱えた子どもを持った」という条件は全く同じで、もちろんその障がいに関して子どもの責任はみじんもありません。

もう一つ、子どもが抵抗感を抱くことが多いのは、「親に診断名をつけてしまったら、親はそこにあぐらをかいてしまうのではないか」という不安です。例えば、発達障害と認めてしまったら、「自分は障がいがあるのだから仕方がない」と開き直るのではないか、という心配が生じるわけです。

もちろんその気持ちはわかりますが、実際の臨床経験から言えば、まず、自分の「苦手」を定義してもらった親は、安堵するものです。「あなたは発達障害です」といきなり伝えるのではなく、「こういうところが苦手ですよね？」と具体的な特徴から確認していくことが必要です（もちろん、伝え方がまずいと、怒り出す人もいるからです）。

自分の「苦手」が、自分の努力不足のせいではない、ということを知ると、一般に親は警戒を解き、優しくなります。発達障害を持つ親の多くが、「どうして自分は対人関係面がうまくいかないのだろう」「どうして世の中はこんなに生きづらいのだろう」と悩みを持ちながら暮らしているからです。そこに、「自らの努力を超えた、特別な性質があるのだ」と明確に伝えてもらうことで、「風景の色が変わった」「自分はこれでよいと思えた」と満足した人は少なくありません。

自分の「苦手」を相手に認めてもらうと、相手の「苦手」も認めやすくなる、という側面もあると思います。また、それ以上に、非現実的な「苦手の克服」ではなく、もっと現実的に相手の役に立つことを考えられるようになる、ということが大きいのではないかと思います。

ステップ4　親にできることを整理する

「毒親」には、期待できることと期待できないことがあります。例えば精神的なサポートは無理だとしても、お金を出してくれる親もいます。自分のメンツを保つためにか、純粋な愛情のためにか、子どもの学歴のためにはかなりの努力をしてくれる人もいます。

親からほめてもらうという期待は永遠にかなわないとしても、「そういう言い方はやめてほしい」という要望に、できる範囲で応えてくれる「毒親」もいます。あるいは、「私はもう大人になったのだから、一切の口出しをやめてほしい」と言えば聞いてくれる親もいます。

一つの象徴的なやり方は、経済的に多少の無理をしても可能であれば子どもがひとり暮らしを始めること、そして親がそれを認めることです。これは親のコントロール下から解放されることであり、治療中の方であれば、私はその家賃負担を親に頼みます。

一方、無理なこともあります。親が発達障害の場合、マルチタスクができないのにそれを求めても永遠に得られないでしょう。どれほどメモを貼って「思いつきで動かないように」と注意喚起しても、その場の思いつきで動くのを完全に止めることはできません。こういうところは、「非現実的な期待」として手放す必要があるところです。

もちろん、期待を手放すとしても、いちいち不規則な行動をとられたり、ぐさりと刺さる一言を言われたりするのはストレスです。発達障害タイプの親の場合、よい関係が持てていると油断しているようなときに、突然ぐさりと来るので、かなり衝撃を受けることになります。

しかし、それを「裏切り」ととらずに、「やっぱりうちの親は発達障害なんだ」ととって、距離を置く、という対処が最も現実的です。その場で言い返しても親はさらにパニックになるだけなので、とりあえず距離を置き、時間をとるのがよい対応になります。

そんな対応でも追いつかないくらい、あまりにも頻繁に不適切な言動をとられてしまう場合には、直接のコミュニケーションをやめておく、というくらいの距離の取り方が必要になるでしょう。「親に言われた」から影響が大きくなるわけですが、「はー、発達障害タイプの人って本当にこういうことを言うんだ」と思って見れば、人格や愛情とは違うレベルのパターンが見えてくるはずです。

愛着スタイルに問題がある親の場合、「振り回されないこと」が肝心です。愛着スタイルに問題がある親の場合、自分がすごく寂しくなったときに、どうしても子どもを巻き込みたくなるものであり、それを防ぐことはとても難しいからです。

臨床的疾患がある親の場合は、その「症状」が子どもを守る上での限界になります。できれば主治医を得て、その専門的助言を得るのが最善です。そうでない場合は、本人にも「症状」はコントロールできないので、「症状だね」と明確化するか、離れているかのどちらかだと思います。親の宗教も、ある意味「症状」ですが、「症状」という言葉を親は受け入れないと思いますので、「私には私の人生がある」と距離をとるのが最善だと思います。

ステップ5　現実的なつきあい方を考える

私の専門である対人関係療法では、相手に対する「役割期待」を明確にしていきます。

「相手にやってほしいこと」「やらないでほしいこと」を具体的に考え、伝えるのです。いったい自分の親に期待すべき役割として最も現実的なものは何だろう、と相手の事情も考えながら絞っていくことは、失望や絶望を減らし、人生の質を向上させます。

今まで私が臨床の場で出会った「毒親」に対して求めた「役割期待」として最低レベルのものは、「お子さんと関わらないでください。高度な専門性が必要な病気なので、私に任せてください」でした。これはもちろん面談を重ねたうえでの結論で、父親の発達障害故に、どれほど努力しても心情的な理解が得られなかったためです。

他にも、最低レベルの例の一つとしては、「治療費の負担」があります。その父親には、社会的地位と金銭的余裕はあったのですが、ひどいトラウマを抱えたDVタイプで、全く癒されていない人でした。配偶者にも暴力を振るっていましたし、息子の苦悩も全く認めようとしないばかりか「俺だって苦労して今の立場を築いた。どうしてそれがお前にはできないのだ」と怒り続けていました。患者さんのきょうだいにも精神的な疾患があると考えられました。第2章で「親のトラウマ症状」について述べましたが、この父親にもトラウマがあったのだけれど、それを決して認めようとしていなかったのだと思います。

それは、どれほど息子さんの病気についての教育をしても無駄でした。

最終的に私は父親と面会して、こう伝えました。

「息子さんは、とても難しい病気にかかっています。それはとても現代的な病で、お父様のように自力で苦労してきた方には到底理解できないものだと思います。ですから、治療については専門家である私に任せてください。でも、お父様がお子さんについて心配なさっていることはよく理解できます。これだけ一生懸命育ててこられたのですから。治療が必要なことは事実なので、治療費だけは負担をお願いします。お父様もお子さんとどう関わってよいかわからないと思いますので、その点については気楽にしていてください」


ひどい仕打ちをした親にこんな優しいものの言い方をするのか——と呆れられた方も多いでしょう。もちろん親にこの話をする際には、その前に子ども本人の了解をとりました。こういう言い方でなければ全く受け入れないと思うので、親にそういう話し方をしてもよいか、と尋ねたのです。いくら理屈がわかっていても、その場にいることは不愉快でしょうから。自分の味方から戦略的に提案されたことは、受け入れてくれる患者さんが多いものです。

それ以外にも、長きにわたって子どもを虐待したけれども、その自覚がなかった高齢の母親に対して、いろいろ説明を試みましたが、見事に不発に終わったこともありました。私が彼女に対して求めた唯一のことは、「お母さんが亡くなった後にお嬢さんが暮らしていけるよう、ちゃんと遺言を残してください」ということでした。非常識に聞こえるかもしれませんが、臨床では、あらゆる手段を使って、患者さんを守るのが絶対的な前提です。

要望は手紙で伝える

臨床の場では、このように治療者が介入して問題を整理することが可能ですが、第三者に間を取り持ってもらえない場合には、何を諦めて、何を頼むか、ということを自分で決めていかなければなりません。もちろん、治療者でなくても、よく事態を理解して相談に乗ってくれる（そしてできれば仲介してくれる）人がいれば、それに越したことはありません。しかし、そんな人もいない、という場合には、直接対面ではなく、手紙などで親への要望を伝えることをお勧めします。直接対面してしまうと、こちらも感情的になってしまいますし、親の側も、突然の衝撃に対して、いつもの「自己正当化」に入ってしまう可能性が高いからです。

人は、突然のことには、とりあえず自己防衛する、という反応をとることが多いのです。心の準備ができていれば聞けることでも、突然何かを言われると、それを「脅威」と感じて防衛してしまうのです。手紙という手段であれば、自分のタイミングで読めますし、読み返すことによって心を落ち着けることもできます。

発達障害タイプの方は、頭を落ち着ける時間が必要です。突然の指摘（本人からすれば「奇襲」）によって真っ白に固まってしまった頭をほぐす時間が必要なのです。これは、口頭で伝えた場合でも、その場での反応を期待しない、という形でぜひ意識してください。この方法は、何も発達障害タイプの親に限ったものではありません。本心を手紙に書くことによって、親は内省の機会を持つことができるからです。

また内容については、どんな事情を抱えた親についても、「あなたは悪い親だった」という言い方ではなく、「こういうふうに扱われて悲しかった」というように、「私」を主語にした言い方をする方がずっと効果的です。人間誰でも自分への批判には弱いのですが、「毒親」ゾーンの人は、まさにそこに特徴があるとも言えるからです。

私は親を断罪するよりも、得られるものを得る、という方針の方が生産的だと思っています。もちろん、ステップ1はある意味では「断罪」ですので、そういう時期も必要です。しかし、前述しましたが、それは自分の心のプロセスとして必要なことで、それを直接親にぶつけることで解決につながることはほとんど期待できませんし、ずっと心に怒りをためて生きるのもつらいでしょう。

自己正当化や、あからさまな反撃をしてくる親もいると思います。あるいは、「自分は親としてだめだからもう死ぬしかない」というように罪悪感にとらわれてパニックになり、結局子ども側の心の負担を増やす親もいます。親に罪悪感を持たせることは、実は決してプラスにならないのです。

それよりは、「頑張ってきたつもりだけれども、今まで子どもを苦しめたようだ。今からでもできることはしよう」と思ってもらった方が、はるかにましなのです。

親に頼み事をするなど、親に負けることになる、と感じる人もいると思います。しかし、本当の「負け」は、本来は得られるはずのものすら得られない、ということなのだと思います。私は、お金など、「もの」ですむ場合は、いくらでも助けてもらうことを勧めています。それは、「負け」ではなく、慰謝料のようなものです。親に望んだことが、望んだ形で得られなかった場合、別の形で得るというのは極めて正当なことだと思います。

48時間を限度にする

「カラータイマー」と言われてわかるのは、私くらいの世代の人間だけかも知れません。一世を風靡したヒーローシリーズ、ウルトラマンは、どれほど地球で果敢に闘う力があっても、一定時間が経過するとエネルギー不足になって宇宙に帰らなければならなくなるのです。それを知らせるのが「カラータイマー」です。私は、「自覚のある」発達障害の親の場合にも、同じようなことが言えると思っています。

自分に何らかの問題があるらしい。だから子どものためにできるだけ自粛しよう。そこまでは、多くの親が思ってくれるのです。しかし、もちろん発達障害者にとって「何らかの問題」は自分の先天的な限界でもあるので、抑制するにも限度があります。また、多くの反応が、悪気というよりも、ほとんど機械的に反射的に出てくるのです。

一方、子どもの立場に立ってみれば、いくら親が発達障害であり悪気はないとわかっても、突然人格否定的なことを言われたり、親がそのとき気になっている唯一のこと（「注意の部屋」に一つしか入らないので）について急かされたりするのは、決して愉快なことではありません。

そこで私が患者さんにお勧めしているのは、「時間制限」です。自分の特徴もわかった親は、できるだけ頑張るものです。しかし、何しろ本来の性質ですので、我慢にも限界があります。

私の今までの体験からは、発達障害を抱えた親が子どもを傷つけずに過ごせる時間は、せいぜい「48時間くらい」かなと思っています。特に科学的根拠があるわけではありませんが、人が意識して自分の行動を制御できるのは、その程度かなと考えるからです。

実際、それ以上一緒にいると、「きつい一言」が出てくる場合が多いようです。

お子さんがいる場合などは、やはり「おじいちゃん」「おばあちゃん」との交流を持たせたいと思うでしょう。そうした帰省の際にも、「カラータイマー」は忘れないでください。一日が限界、という親の場合には日帰りしてください。48時間くらいなら、と思う場合には、一泊を限度としてください。

それでも「きつい一言」が出てきたら、早めに退散してください。

なお、この「48時間くらい」は、トレーニングによってのばしていくことが期待できない数字だと思っておいた方がよいでしょう。

第三者への相談が必要な場合

同じく発達障害の親で、罪悪感を強く感じているという場合があります。本人としては子どもにとって最善のことをしてあげたいのにできない、ということは、悲しみでもありますし、結果として子どもを傷つけた場合には罪悪感にもつながります。

そんなときには、ぜひ、発達障害について詳しい第三者への相談を考えてください。罪悪感は何にもつながらないですし、どんな親でも愛している子どもに対して、悲しみを与えることになります。

第三者は、「できないことは仕方ない。できることのなかでベストを尽くして」と言ってくれると思います。特にASDタイプの親の場合には、子どもの話を静かに聴くなど、「心」を通さなくてもできることについて最大限のサポートをする、というようなことになると思います。ADHDの親の場合には、常に子どもが書いたメモに目を通すこととか、自分がパニックにならない話（子どもの恋人の話など、「ダメな自分」〈つまり親本人〉が主題にならない話）をよく聴いてあげることなどが、「できることのなかでベストを尽くす」ということになるのだと思います。

愛着スタイルに問題がある親の場合は、「治療」が有効である場合も多いです。自らの特徴を知って、治療者によって癒しを得、子どもに迷惑をかけない、ということができるようになる可能性があります。

臨床的疾患のある親については（アルコール依存なども含めて）、もちろん治療が必要です。「私は病気ではない」などと意地を張らずに、子どものために治療を受けていただきたいです。

実際、そういう努力で子ども達は救われています。その「第三者」は、治療者でもよければ、事情をよく理解してくれている身近な人でもよいと思います。

私のクリニックでの治療では、関係修復が可能と考えられた親子には、それぞれの本音を打ち明けてもらうことで、それを実現してきました。

もちろん、治療の場から逃げてしまった親もいます。「家族の決定」として、治療を打ち切ることにした、と言うのです（子どもがそれを望んでいなかったであろうことは、信頼関係を築いた私にはわかりますが）。そんなときはとても残念ですが、一時的であっても、親が子どもの気持ちをよく理解しようと努め（？）、「今まで大変でしたね」と治療者が言ってくれる時間を持てたことは、子どもの人生にとってとても大きな意味を持ったと思います。「不満に思ってよいのだ」「おかしいのは親の方なのだ」ということを知るのと知らないのとでは、やはり大きな違いなのだと実感します。

ここまでのステップを踏んだ上で、次章の「『毒親』問題を手放す」を読み始めてください。もしまだ、十分に納得できないと思われる場合には、すこし時間をおいて本章を再読することをお勧めします。

第4章　「毒親」問題を手放す

――本章を読んでいただく前に

ここまでお話ししてきた内容が、理屈で理解できた方、努力の方向が見えたと思う方は、このまま読み進めてください。そうでない方、例えば「この著者は何もわかっていない！」という怒りすら感じている方は、しばらくの間、本書を本棚に寝かせておいてください。

人にとって、ある本を読むのに適した「タイミング」があります。しばらく経って、あるいは親との何か新しい局面を迎えたときに、前章までを読み返して、「なるほど」と思うまで、先に進まないでください。それほどデリケートなのが、「毒親」問題なのです。

「我慢する」と「手放す」の違い

自分の親が発達障害ゆえに「毒親」になっていた、ということを知ったからと言って、もちろんすぐに「はい、わかりました」というわけにいかないのは当然です。今まで「親から無条件の愛を受けとりたい」「自分の気持ちを理解して思いやってほしい」と（それこそ半生をかけて）頑張ってきたことはなんだったのだろう、と怒りすら感じるでしょう。

しかし例えば親がＡＳＤタイプで「心の理論」がない、ということになると、得られる「思いやり」の形は、本来求めていたものとはかなり違った形になると思います。他のタイプであっても、「普通の親ならやってくれそうなこと」ができない、という場合には、子どもが自分の期待を「手放す」作業が必要になります。

本章では前章でお伝えした5つのステップに続いて、「毒親」問題を手放し、親をゆるすことについてお話ししたいと思います。

「手放す」というと「我慢する」に聞こえますが、これはそういうことではありません。我慢はさらなる欲求を生みますが、「手放す」は、その世界から抜け出す、ということなのです。

正しく「毒親」問題を「手放す」ためには、それなりのプロセスが必要です。

例えば、大切な人が亡くなったとき、人は心の中で「悲哀のプロセス（喪の仕事、悲嘆などとも呼ばれます）」を歩みます。大きく言うと、まずは「信じられない、信じたくない」という「否認」、次には「絶望」を中心とする感情的段階（怒りや悲しみ、罪悪感なども含まれます）、それを経ると「脱愛着」（悲しみは続くけれども、その人がいない現在にそれなりに心を開いて暮らしていける）の段階に至ります。これは、人の死に特有のものではなく、何らかの喪失体験をしたときには、程度の差こそあれ、誰しもが通って行くプロセスです。

実は、「毒親」問題もこの喪失体験のひとつに当たります。自分の親が「無条件で愛してくれる親」「自分の気持ちを慮ってくれる親」ではないという気づきは、「本来親に求めていたもの」の「喪失」を意味します。ですから、それを手放す、あるいは自分なりの整理をつけるためには、「悲哀のプロセス」を通る必要があるのです。「ものわかりのよい子」のままで、親に求めていたものを手放すことは不可能でしょう。

大切な人が亡くなったときにいくら「どうして？」と思ってもそこには「死」という

厳然たる事実があるのと同じように、親を思う際に「どうして？」と思っても「発達障害だから」という事実があるだけです。多くの患者さんから、「どうして私だけこんな親と付き合わなければならないの？」という疑問を聞いてきました。

気持ちはわかります。思いやり深い他の親を見ると明らかに理不尽さを感じるでしょう。しかし現実は現実。どの方向に向かえば自分の癒しにつながるかを知ることは明らかな前進ですし、他の「ちょっと変わった人」との関わりの参考にもなります。

何度もぶれながらも、逆戻りしながらも、向かうべき方向に向かう。それが人間の心なのだと思います。

親を恨んだままの状態で、決して幸せな人生を歩んでいない子どもはたくさんいます。一方で、「親は問題を抱えている。それは基本的に親の責任ではない。そして親は私を愛している。うまく折り合っていく方法を見つけられないのだろうか」という方向性は、有効です（子どもを愛していない、真正の「毒親」はいますので、全てのケースに当てはまるわけではありませんが、大多数のケースに当てはまります）。

「毒親」の正体を知らない段階での「どうしてうちの親はこうなの？」には、針路が与えられていないと言えます。それが、先述したような、複雑な「解釈」につながったり、

「親は間違っている。反省してよい親になるべき」という非現実的な期待につながったりするのです。だからこそ、事実に根ざした針路は子どものためになるのです。

「ゆるす（手放す）」ということ

「毒親」問題を複雑にしてきた一つの因子に、「親を許すべき」という考えがあったのは否定できません。親にも悪気があったわけではなかった。そもそも実の親は唯一無二の存在である……等々。治療者やカウンセラー、あるいは単なる知人の中にも、「親に悪気があったわけではない。親を許すべき」と言う人は思ったよりも多数存在するのです。

自分に不適切な言動をとってきた親と、距離を取る（完全に会わないことも含めて）ことで対応してきた人たちもいます。彼らにとっては、「許す」というのはあまりに高いハードルでしたし、心の内では「許す」ことができない自分を「心が狭い」「恩知らず」などと感じてきたこともあったでしょう。あるいは、「許すべき」という姿勢を取る人に対して、「何もわかっていない！」という強い怒りを感じたり傷ついたりしたこともあると思います。傷と怒りというのは表裏一体のものです。

前述したように、子どもを愛していない真正の「毒親」は存在します。ですから、ここで述べることが、あらゆるケースに当てはまるとは思いませんが、大多数のケースに当てはめることはできると思うのです。

親が行った虐待については、「許す」必要はないと思います。虐待は明らかに、子どもに対する人権侵害であり、とても大目に見られたものではないからです。過去だけでなくこれからも、すべての子どもに同じようなことが起こらないように祈る権利が、私たちにはあり、また「児童虐待防止法」のように、社会的にも、親の虐待を放置しないようにしていく努力が必要だと思います。

「虐待されたわけではないけれど……」という言い方で「毒親」の存在を訴える人は、それが「精神的虐待」だったということを認めた方がよいでしょう。親が子に「あなたは遅く生まれた子だから悪い遺伝を持っている」「あなたは外見的に劣っている」などと言うことは、明らかに精神的虐待と言えるからです。

「毒親」が行ってきた数々のことを考えると、「許す」なんてあり得ない、というのは当然の感覚です。しかし、人間は、「ゆるし」によってしか癒しを得られない、ということも一つの事実だと思います。

まず、「ゆるし」という言葉の意味から定義づけたいと思います。本書では、相手が行ったことを大目に見る、ということを意味するときは「許す」と漢字表記に、これから詳述する新たなゆるしを指すときには「ゆるす」と使い分けをしていきたいと思います。

自分自身を「ゆるす」

ここで言う「ゆるす」ということは、私がボランティアで取り組んでいるアティテューディナル・ヒーリング（ＡＨ）における考え方です。これは、米国の精神科医、ジェラルド・Ｇ・ジャンポルスキーが創始した活動で、自分の心の平和だけを目的にした、心の姿勢への取り組みです。これは治療法ではなく、あくまでも「自分で行う、自分の癒し」なのですが、ＡＨを体験することによって、精神科医にもなすことができなかった癒しを手にする人をたくさん見てきました。

さらにＡＨで言う「癒し」とは、その定義が「自分の心の平和」であることからもわかるように、自分をこれ以上傷つけないということです。過去を思い出す度に自分を傷つけるのをやめる、ということです。

思い出す度に自分が傷つかなくてすむようになることを、ＡＨでは「ゆるし」と呼びます。

親がとった言動を正当化する必要はないのです。親は明らかに、子どもに対して不適切なことをしたのです。ただ、それを思い出す度に「自分に落ち度があったから……」「自分はすっかり傷ものになってしまった」などと自分を傷つける必要はないということなのです。

その際、「親に言われた」という「重さ」に悩む必要はないと思います。親になるための特別なトレーニングがあるわけでもないですし、親になったからと言って、その人自身の弱点や癒されていない傷を克服できるわけではないのです。「毒親」とは、突き詰めて考えれば、「不向きな人」が、突然「親」という役割を背負わされて、「子どもは親に従順であるべき」「ほめると子どもはわがままになる」などという迷信に振り回されて、あるいは単に自分に余裕がなかった（マルチタスクができないことも含めて）ために、子どもにひどいことを言ったりしたりしてきたに過ぎないのです。

その構造を理解することができれば、全ては「親」の問題であって、「自分」とは関係がないのだ、ということがわかるでしょう。

患者さんたちの我慢強さ

「毒親」の影響で心の病になった人たちを診ていると、彼ら（彼女ら）がいかに我慢強かったか、ということに感銘を受けることが多いものです。普通だったら当然非行化していた、あるいは家庭内暴力を起こしていたような状況でも、親に対して従順に生きてきているのです。親が言うことを理解しようとし、受け入れようとしてきたのです。「親は子どもにとって悪いことは考えない」という神話による場合もありますし、親を思いやるあまり、という場合もあります。子どもにとって、親はそれほど大切な存在なのです。

あるいは、自分さえ努力すれば、親はもっとよい親になってくれるはず、という切ない思いもあるのだと思います。「どうすれば親がもっと優しくなってくれるか」「どうすれば親がもっと幸せそうにしてくれるか」を中心に生きてきた子どもは、「毒親」の周りにはとても多いのです。

そのような構造から自分を解放して、自分のために生きていくこと。それが、「ゆるし」の本質なのだと思います。「毒親」が自分に刷り込んだ自分のイメージから解放されていくことも含めて。

そのために、親との絶縁が必要となる場合もあるでしょう。自分を散々傷つけて育ててきたくせに、さらに金銭の無心に来るような親などは、遠ざけるべき親だと思います。そうやって親と絶縁することと、「ゆるし」とは、両立することなのです。「ゆるし」のためには、その妨げになるものを排除していく必要があるからです。

つまり、ここでお話ししている「ゆるし」は、「親の行為」に対してではなく、「自分」に対して行われるものと言えます。「毒親」の正体を知らない間の自分は、「傷ついた存在」であり、幸せにもなれない、という認識があると思います。そういう意味では、自分が幸せになることを許していない、とも言えます。しかし、「毒親」の正体がわかると、ますます、「自分は悪くなかった。でも、得られるはずのものが得られなくて大変な人生を歩んできた」という認識が強まります。ここまで認識できれば、あとは自分の癒しです。

もちろん、不安定な愛着スタイルは残っているでしょう。それに関して、得られる援助（例えば経済的なことなど）は親から得てよい、という気持ちにさっぱりとなっていくことが、癒しだと言えます（私は患者さんには「慰謝料と考えて、当然のこととして受け取ってください」と言っています）。そして、目標を、「自分の心の平和だけ」に置こう、と決めることができれば、だいたいのことを判断できるようになると思います。

私が何よりも大切にしている価値観は、「唯一の目標は、自分の心の平和」ということです。それは、周りの人を結果としてあたためため、ひいては世界平和につながると思っています。ご関心のある方は、拙著『怖れを手放す』（星和書店）をお読みください。

第5章　不安定な「愛着スタイル」を変えていく

自分の「愛着スタイル」を癒す

幼少期の関係性から形作られてきた「愛着スタイル」が、その後、大人になっても維持される、ということはよく知られています。私たち精神療法家は、患者さんの愛着スタイルを見極めて、治療関係を作っていきます。また、現在の「生きづらさ」が、どれほどその影響を受けているか、ということにも注目していきます。

愛着スタイルによって苦しんでいる人、とくにそれが明らかな心の病につながっている人は、優れた治療を受けられれば一番なのですが、それはごく恵まれた一部の人にしか与えられない機会でしょう。愛着の問題に無頓着な治療者は案外多く、すでにお話ししたように、「今さら昔のことを言っても」などと無理解なことを言う他人や専門家も珍しくないからです。

本章では、自分の不安定な愛着スタイルをどのように癒していったらよいかを、臨床例に基づいて考えていきます。

「安定型」の人と接する

はっきり言いますが、無神経な治療者と接するくらいなら、「安定型」の愛着スタイルを持った一般の人と接することの方がずっとプラスになります。「毒親」問題を乗り越えた人の中には、「安定型」のパートナーを得たことが契機になった、という人が少なくありません。気分のむらなく一貫性がある人。距離を急に近づけたり遠ざかったりしない人。何を言っても受け入れてくれる人。そんな人と一緒にいると、「不安型」「回避型」の人は癒されていきます。

もちろんどんな人も完璧ではありませんから、気分のむらくらいはあるでしょう。仕事でとんでもない事態に見舞われて「荒れる」日もあると思います。でもそれを、そばにいる「あなたのせい」と言わずに、「今日は機嫌が悪くてごめんね」と自分の問題として伝えてくれる人が「安定型」です。

できること、できないことを明確にしてくれる人。前はできたのに今回はできない、というような不規則性がない人。もしも今回できない場合には、その理由を誠実に説明してくれる人。そんな人の近くにいると、自らの愛着スタイルが不安定でも、「健康な人間関係」について学んでいくことができますし、そんなふうにすると人に安心感を与えられるのだな、と気づいてきます。

「人間ってよいものだな」「自分はそんな人に関わってもらえるくらい、価値があるんだな」という癒しにつながっていきます。

他人に手を差し伸べる

愛着スタイルを癒すもう一つの手は、人を助けるということです。自分が恵まれていないのに、人に助けの手を差し伸べるとはどういうことか、と思う方もいらっしゃると思います。しかし実際に、治療者、看護師、様々な療養指導士や介護者、教育者、ハローワークの職員などの対人援助職に就き他人を助ける行為を通して、自分の不安定な愛着スタイルを乗り越えていく人もいます。

ただし、不安定な愛着スタイルを持ちながら対人援助を行う人は、２パターンに分かれます。一つは、自分の「被害者意識」を、相手に投影してしまうパターン。もう一つは、自分のことはさておき、相手を中心に考えていく人です。

　前者の場合は、残念ながら愛着スタイルをカバーする結果にはつながらず、むしろ不安定さを強化してしまったり、周囲を巻き込んでしまったりする場合もあります。「私はこんなに役に立つでしょう?」ということを確認したくて、自分のやり方を押しつけたり、勝手な評価を相手に対して下してしまったりするのです。

　例えば臨床心理士のGさん。彼女自身が「毒親」から被害を受けていたので、同じく「毒親」被害者の患者さんに対して、「親を見捨てなさい」などとアドバイスするのです。ここまで本書を読んできてくださった方は、患者さんの親が真正の「毒親」でない限り、そのアドバイスが患者さんの幸せにつながらないことは理解していただけると思います。私はGさんのような人を、治療者として認めていませんし、まずは自分の課題に取り組むべきだと思います。

　対照的なのは対人援助を「相手を中心に考えていく」後者の場合です。「自分のことはさておき」というところがポイントなのですが、相手に対して一貫した姿勢で、それこそ安定的に関わる、というプロ意識を持つことができると、かなりの癒しを得ることができるのです。それまで全くルールの見えなかった人間関係に、一定の成果を見いだすことができる、という感じでしょうか。自分が相手を無条件に受け入れてみる。すると、相手は安心して信頼してくれる。ここから、自分の生育過程では学べなかった「健康な人間関係」を会得していく人は少なくありません。

母親になる、父親になる

なお、「親になること」も一つの「与え方」です。子どものありのままを無条件に受け入れてみる。子どもの愛らしさを感じる。しつけるときも、子どもを否定して教え込むのではなく、知らないことを教えたり、一緒に考えてみたりする。

繰り返し述べてきたように、子どもは、親を無条件に愛する存在です。ですから、その子どもに寄り添うことは、自分が無条件の愛を受け取ることにもなります。詳しくは拙著（『怒らないですむ子育て』小学館）でお話ししましたが、子育ては、意識さえすれば、「毒親」から受けた傷を癒す、絶好の機会にすることができます。

子どもは、本当に親を無条件に愛しているのです。子どもとよい関係を築いていくことは、「毒親」からの被害を帳消しにするほどの効果があるのです。「毒親」との家族ももちろん家族なのですが、新たな家庭を持つことは、愛に根ざした環境を自分で作ることができるということです。

子どもに愛情を与えれば与えるほど、「私は『毒親』から定義づけられた『価値のない人間』などではなく、愛にあふれた人間なのだ」という認識を深めることができます。自己信頼につながるのです。

人間関係は「等距離外交」で

不安定な愛着スタイルを持っている人の場合、かなり難しいのが「人との距離の取り方」です。「不安型」愛着スタイルを持っている人の場合、いったいどこまで期待してよいのかわかりません。期待していると「図々しい」と言われたり、期待していたのに突然裏切られたり。そんな人が「親」という身近にいたのであれば、「人との距離の取り方」が難しくなるのは当然です。

また、「回避型」の人の場合、そもそも期待というのはどういうふうにすればよいのかもわからないでしょう。

お勧めするのは、「等距離外交」です。自分が人間として、「このくらいは、誠実でありたい」と思う姿勢で、いろいろな人と接してみるのです。

相手がどんな反応を返してこようと、それは、相手の問題を反映した、「相手の反応」。振り回されずに、あくまでも、「このくらいは、誠実でありたい」以上でも以下でもない対応を続けていくのです。その「誠実さ」は、自分にとって、負担にならないものであることが重要です。「このくらいの誠実さであれば、一生続けられる」と思える程度のものであることが必要なのです。

するとどんなことが起きるでしょうか。「健康な人間関係」を知っている人たちが、「あの人は安定している」と認識してくれて、近寄ってきてくれます。そういう人たちは、安定型の愛着スタイルを持っていることが多いですので、自分の癒しにつながります。

等距離外交、つまり「このくらいは、誠実でありたい」という接し方を地道に続けていくことが、結果として安定型の愛着スタイルを持った人との接触を増やし、「健康な人間関係」を学ぶ機会を与えてくれます。もちろん、そこからさらに進化していくこともできるのです。

自分のスタイルについて説明する

現在、生きづらさに悩んでいる方は、それが自分の愛着スタイルのどういう問題に関連しているのか、まずはよく理解していただきたいと思います。それは「弱点」とも呼べるものです。誰かと親しい関係を築く際には、それを必ず伝えていただきたいと思います。そうしないと、単なる「嫉妬深い人」「援助を求めない人」などというレッテルを貼られることになるからです。対人関係上の誤解を招き、相手との関係がこじれてしまいかねません。

最も誠実なのは、親との関係を伝えることでしょう（もちろん相手を選んでください）。うちの親は、私に対してこんな態度をとってきた、だから自分自身に全く自信がないのだ、ということを率直に伝えるのです。

自分の「弱点」を伝えたときに、「それはおかしい」「今さら親のせいにして」などと言ってくる人については、その後の関係を避けてください。

説明は、他人に対してだけするのではありません。自分の心の中に強い衝動が起こったとき、あるいは「どうせ人に話しても仕方がない」というような孤独感が強いときには、それが自分の愛着スタイルゆえのものなのだということを自分に説明してください。

世の中には、実にいろいろな親がいます。子どもを無条件に愛してくれる親もいれば、「毒親」もいます。親に感謝している人にとって、「毒親」の存在はショックでしょうし、助けてあげたいと思うでしょう。うまい相手が見つからなければ、適切な治療者を求めてください。そうすることによって、「毒親」に刷り込まれた、「自分はだめだ」という感覚を乗り越えることができるはずです。少なくとも私の患者さんたちは、そういう経過をたどってきています。

第6章　こじれる母娘問題の「女」について

「毒親」ワークショップ

本書を執筆するにあたって、私は「自分が『毒親』に育てられたと思っている人のためのワークショップ」を開いてみました。呼びかけた対象は患者さんではなく、私が主宰しているボランティア活動、AH（アティテューディナル・ヒーリング）の仲間です。つまり普通に社会生活をしている人たちがほとんどなのですが、メールでお知らせしたら瞬く間に定員に達してしまいました。キャンセル待ちの長いリストができて、改めて、この問題に関心を持つ人は多いのだなと感じさせられました。

当日はとてもいろいろな考察が進み、癒しが深まったワークショップでしたが、寄せられた感想の中にこんなものがありました。

「若い女性が多いのかと思ったら、老若男女、本当にいろいろな人がいて驚きました」

「若い女性が多いのかと思ったら」という「先入観」は、おそらく、「毒親」本の執筆者がほとんど女性であることが一因でしょう。しかし、ワークショップ参加者という少ないサンプルで見た限りですが、詳しく話を聴いてみると、男性もしっかり「毒親」の被害に遭っているのです。

むしろ「毒親」を訴える人は、男性の方に目立ち、横暴な「毒父」のようにはならない、と決意して生きてきたのに、自分自身が父親になってみて、自分の中に「父と同じ」要素を見つけては愕然とする、という思いも語られました（ワークショップの性質上、最終的には自分をある程度肯定して帰ることができたようですが）。

横暴であることが多くのケースで特徴となっている「毒父」と比べると、「毒母」と言われていた人たちは、少々タイプが違いました。もちろん暴力的な母親像も語られましたが、暴力に訴えなくてもネチネチと「ダメ出し」を続ける人、「弱い母親」を演じて子どもを操作する人、暴力的な父親から子どもを守ろうとしてくれない母親（こういう夫婦はセットで「毒親」とみなされていました）などと様々だったのです。

もちろん、もっと多くのサンプルできちんと調査することが必要ですが、「『毒親』は母親だけではない、その被害者も、娘だけではない。そして、『毒父』もその後の子どもの人生にとても大きな影響を与える」ということには、注意を払っておくべきだと思います。

なお、このワークショップは大変な人気であったと同時に、応募することを躊躇した、という人もいました。いざ申し込むとなると自分の親が「毒親」に当たるのかどうかわからなくなってしまったり、育ててくれた親を「毒親」と呼ぶことに抵抗がある人が少なからずいるのだな、と思いました。

また、最後の感想では、「こういう話は普通できないから、今日は参加してよかった」と言ってくれる人も何人かいました。「親には感謝すべき」の文化が、「毒親」に育てられた子どもをさらに苦しめることを実感した次第です。

「女対女」の構図

『毒になる親』では、父も母も同様に「毒親」として扱われています。しかし、日本での「毒親告発本」では、女性著者による「毒母告発本」が多数派なのです。本書でお話ししてきた臨床例でも確かに「毒母」の例がほとんどであることにお気づきの方もいるでしょう。

これはどういうことだろう、と考えてみました。「毒親」には、女性に比べ男性に目立つDVも関係していますし、家族構成の中で母親の方が父親よりも悪い、ということは一概に言えません。それなのになぜ、母親が告発されることが多いのでしょうか。

理由は大きく三つあると考えられます。一つは、相変わらずの男女役割分担によるところだと思います。父親はある程度子どもに無関心でも仕方ない。でも母親は、子どもに寄り添うべきだ、という考え方です。

「告発本」だけではありません。そういう流れを作っている「専門家」たちが確かに存在しています。主にフェミニスト的な思考に沿って、「母親は本来もっと活躍できた存在だ。でも、子どものために社会的活躍を諦め、子育てに専念することになった。その結果として子どもに多くを求めるようになり、子どもを支配した」というようなストーリーです。

ちなみに私もフェミニストです。でも、男性のよい部分もたくさん知っています。私には、娘と息子がいますが、どちらも心から愛しています。息子に対して、「娘になってほしい」などと思ったことは全くありません。男女が対立関係になることは必ずしもよいことではないと思っています。

患者Hさんの抵抗と納得

ある患者さんHさんの両親は、彼女の幼稚園時代に離婚しました。父親が浮気したのがきっかけでした。父親はその浮気相手と家庭を築き、その後安定して暮らしています。Hさんの親権は母親がとりました。「片親だから、と言われたくない」という母の願望により、Hさんは、受験勉強を強要され、子どもらしい日々を過ごすことを許されずに育ちました。中高一貫の進学校に通ったにもかかわらず、大学受験に失敗して以来、大学に進学する意欲を持つことができずニートとなってしまいました。

彼女が最初に相談した相手は、「社会的活躍を諦めた母親が子どもを支配している」という観念に基づいている治療者でした。そこでHさんは、「母親と距離をとること」を勧められました。彼女はもともと素直な性格だったのと、そのときにはその治療者しか頼る人がいなかったので、それに従いました。

彼女はボロボロのビニール袋一つで、友達の家をさまよいました。ときには、DV的な男性のもとに身を寄せることもありました。

最終的に、彼女は私のところに来ました。彼女の母親も心配して来ました。そしてわかったのは、Hさんの母親がASDタイプの発達障害であるということでした。それがおそらく夫婦関係の破たんと父親の浮気につながり、受験偏重の極端な教育方針にもつながった、ということがわかりました。

私のところに来るまでのHさんは、「離婚によって欲求不満になった母が、Hさんを支配することで自分のバランスをとった」という「専門家」による解釈を信じていましたから、当初は私の治療にかなり抵抗しました。しかし、あまりにエキセントリックな母親の言動と発達障害を結びつけて説明すると、「え？　それだけの話なんですか？」と驚き、だんだんと納得することになりました。母親に聞いてみると、「片親だから、と言われたくない」と言ったことすら忘れていました。言ったことを忘れる、というのは、とりあえず反撃するASDタイプによくみられることです。

私は患者さんと治療における約束をしながら、患者さんの回復をはかっています。今のHさんとの約束は、母親と一泊以上一緒に過ごさないこと。母親も一泊くらいなら気を使えるけれども、それ以上の時間になるとどうしても緊張感がゆるんで発達障害ゆえの「余計な一言」が出てきてしまうからです。

父親は「嫌い」で済むのに

娘が「毒母」を告発するという組み合わせになりがちな第二の理由は、第2章で述べた、「親自身の愛着スタイルの問題」にあると思います。特に「不安型」の愛着スタイルを持つ母親は、しっかり者の娘に、自分の癒しを求めることが多いのです。その結果として、娘はまだ子どもなのに過大な役割を背負わされ、「毒親」の被害を直接受けていくことになります。

臨床で見ていると、父親が「毒父」である場合、「父親は嫌い」と、簡単に投げ出している娘を多く見ます。父親はそもそも対象外であって、より愛情を示すべき存在である母親が気になる、ということもあるのでしょう（もちろん、父親が温かい人で、母親〈妻〉の限界を見極めている場合には、父親が子どもの愛着スタイルをきちんと安定させてくれることもあります）。

親が離婚する場合、母親が子どもを引き取ることが圧倒的に多いことを見ても、「子どもを育てるのは母親」という認識が一般化されている、と言えます。子どもとの距離が近いのは父親よりも母親であることは、「母親から受けた影響」に注目してしまうことの一つの理由でしょう。また、別の拙著『女子の人間関係』（サンクチュアリ出版）

で書きましたが、女性は、子どもを育てるに当たって「諦めなければいけないこと」がまだまだ多い性でもあります。そんな心理的背景が、子どもに向けられてしまうということもあるのだと思います。

母親が「母親であることよりも女であること」を優先する場合、娘はまだ経験していない「性」に関連して、母親を「だらしのない存在」「汚い存在」「いやらしい存在」として見るようになります。これは、娘自身の性についての価値観にも大きな影響をもたらします。

このようなことが、娘による「毒母」告発につながるのではないでしょうか。

また、第1章で述べた「愛着」についても、ボウルビィは「母親的役割」を果たす人の重要性を述べています。「母親的役割」は必ずしも母親が果たすものではないですが（父子家庭、専業主夫家庭などもあります）、絶対数としては母親が果たす場合が多いでしょう。

息子の場合は、逆に、父親からの影響を受けやすいというのが臨床的印象です。ただ、「男は自立してなんぼ」という社会的価値観もありますし、結婚して自分を癒してくれる妻の存在も得ていきます。息子にとって、父親は乗り越えていくべき存在だけれども、娘にとって母親はいつまでも味方でいてほしい存在なのだとも言えるでしょう。

なお、息子と母親の間で起こる問題としては、母親が不安定な愛着スタイルの癒しを息子に求める結果、息子は「過保護な夫」のように母親と接することもありますし、息子の結婚の妨げとなったり、その後の「嫁姑問題」につながったりすることも多いように思います。

さて、Hさんの例からもわかるのですが、Hさんの母親は発達障害であったために、Hさんをあおるような育児をしてきました。それが、「専門家」の指導を受けていたHさんにとっては、「母親のトラウマ」から来るものと感じられていたのです。これは大変な勘違いでした。Hさんは細やかに人の心を配慮できる人でしたが、Hさんの母親はそういう人ではなかったのです。母親が気にしていなかったことをHさんが気遣うあまり、Hさんの罪悪感は増し、母親との交流の質が下がってしまいました。

治療を経た今のHさんは、母親とよい関係を持っています（もちろん、発達障害には細心の注意を払って、近づきすぎないようにしていますが）。

いわゆる「女」の嫌な部分

娘が母親を告発するという組み合わせになる第三の理由は、「女」だと考えています。これは先に触れた拙著『女子の人間関係』で紹介した考え方で、いわゆる「女」の嫌な部分を指します。

自分より恵まれた女性に嫉妬する。表でよい顔をしても裏で陰湿である。男性の前で「かわいい女」「頼りない女」を演じる。他の女性を差し置いて、自分だけが好かれようとする。すぐに群れたがる。自分は自分、他人は他人という見方をすることが苦手。感情的に「敵」「味方」を決める……。挙げればきりがありませんが、まとめると「これだから女は」と一般に言われるような特徴と言えるでしょう。

もちろんすべての女性にこれらの特徴が見られるわけではありません。ある特徴は目立っていても、他はそうではないという人もいますし、どれもほとんど見られない女性もいます。同時に、女性とつきあうよりも、男性とつきあうほうがさっぱりしていて気楽という人がいるのも事実です。実はこうした例に表れているように、「女」の要素こそ、女性同士の関係を難しくさせるものなのです。扱いを間違えれば、かなり面倒なことになりかねません。

この「女」と「毒親」問題とが絡んでしまうと、解決はなかなか難しいものとなってしまいます。しかし、手がないわけではありません。「女」度を自分で下げるのです。

一般に、「女」度が高い女性はほかの女性に嫌われやすく、「女性に好かれる女性」は「女」度が低い人だと言えるでしょう。ですから、まず自分自身の中にある「女」を知り、その度合いを下げることは、親を含めた女性とうまくやっていくコツになるとも言えます。さらに「女」についてよく知ることは、女性全体のエンパワーメントにつながるのです。詳しいことを知りたい方は、ぜひ拙著をご覧ください。

母親は息子が大切？

よく聞く話として、男きょうだいがいる女性が、あからさまな差別を受けるということもあるようです。結果として、男きょうだいは、母親に何の問題も感じずに成長、女性だけが母親に「毒親」を感じることになります。もちろん逆のパターンを見たこともあり、父親が息子に対して「男のくせに」と厳しい態度をとるのに、娘には親しく接して、息子が病気になった、ということもあります。

このあたりから考えるに、異性の子どもの方が関わりやすいのかな、と思います。もちろん、「家制度」の名残から、「とにかく息子の方が大切」と思っている親もいるようですが。

少なくとも、私の臨床現場で「父は姉ばかりかわいがった」と訴えた男性を見たことがありません。私から見ると、あきらかに「えこひいき」があった場合でも、です。一方、「母は兄ばかりかわいがった」と訴える女性は多いのです。

このあたりは「かわいがられること」をより重要に感じる「女」ならでは、なのかもしれません。あるいは、男性の場合は、「自立して立派な男になること」が目標なので、親にかわいがられたかどうかがそれほど問題に感じられないのかもしれません。

いずれにしても、「『毒母』被害」を訴える女性が多い、ということにはいろいろな社会的背景があるのだと思います。もちろんその一つが、「女性はまだまだ社会的に弱い」「男はマッチョでいるべき」という日本の現状であることも確かでしょう。

第7章　「毒親」とされた親御さんへ

行動上の「非」を認める

30年ほど前まで誰も「毒親」という言葉を知りませんでしたが、現在では、「毒親」認定は盛んに行われています。積極的に行っているカウンセラーもいますし、様々な本を読んで、「うちの親は『毒親』だったのだ」と気づいた人たちもたくさんいるからです。

本書を読む方の中には、子どもから「どうしても読んでほしい」と言われた方、あるいは「自分も『毒親』なのかもしれない」との不安に駆られている方もおられるでしょう。

本章では「毒親」とされた親御さんへ向けて、ガイドを示していきたいと思います。

ここまでは、「毒親」被害に遭われているお子さん向けに書いてきました。でも、悪気なく「毒親」と認定されてしまい、さらに「専門家」によって子どもから引き離されて寂しさや心配を感じている親御さんのために、少し書いておきたいと思います。

もちろん、「毒親」認定の全てが的外れだとは思いません。しかし、本書で述べてきたように、親は自分としては精一杯愛してきたのだけれど発達障害ゆえに子どもに「毒」を与えてしまった人もいると思います。あるいは、抑うつ的になっていたときの「一言」が、子どもに大きな傷を与えてしまった人もいるでしょう。

そんな方たちにお願いしたいのは、できれば自分の言動上の「非」を認めていただきたいということです。なぜ自分がお子さんにそんなことを言ってしまったのか、そんな態度をとってしまったのかを研究していただき、その事情と共にお子さんに詫びていただきたいのです。

事情もわからないときのとりあえずの「謝罪」には、ほとんど意味がないと私は思っています。あまりにも「形だけ」だからです。そしてお子さんはそれを敏感に感じ取るものです。「謝れば何でも許されると思っているの！」などという感じ方をしたり、「親は全く真剣に謝っていない」と絶望したりします。

あるいは、自己正当化も事態を悪化させます。「親として」ではなく「一人の人間」

として語ってください。

自分にどんな「弱点」があって、お子さんに、言ってはならないことを言ってしまったか、とってはならない態度をとってしまったかを、きちんと説明して詫びることができれば、お子さんにとっては大きな癒しになると思います。

そうは言っても、それがわかるのならそもそも「毒親」などにはなっていない、ということが多いでしょう。あるいは、子どもとうまく関われていないと感じるのだけれども、それがなぜだかわからない、という人もいると思います。

本書をお読みになって、自分はもしかしたら発達障害（非定型発達）なのかな、と思われる方は、できれば積極的に診断を受けてください。それが和解の鍵になる、ということは十分あり得るのです。逆に言えば、発達障害のために「毒親」化してしまった場合、その診断を前提とする以外に、解決の方法がないように思います。あるいは、自分自身のトラウマ、臨床的疾患など、治療対象になるものが思い当たるようであれば、是非、理解のある医療機関を活用してください。お子さんにどう説明すればよいかも教えてもらえると思います（理解のない医療機関であれば、躊躇なく、他の医療機関に替えてください）。

子どもを主体に考えてみる

一生懸命やってきたつもりなのに、なぜ「毒親」などと呼ばれるのかと言うと、それは何らかの形でお子さんを振り回してきたから、ということになります。おそらくそれは無自覚・無意識だったのではないかと思います。わざと振り回す人は稀だからです。

「振り回す」というのはどういうことかと言うと、お子さんから見て「ルールがわからない」ということでしょう。ルールがわかっていればそれに則って主体的に振る舞うこともできますが、ルールが見えないので、結果として親に振り回される、ということになるのです。それは、突然ハシゴを外されることであったり、ギョッとするような言動をとられることであったり、ということだったと思います。

「毒親」問題をめぐって、親子共に癒されることを目指すのであれば、まずはその構造を転換しなければなりません。

つまり、子どもを主体に考えてみる、ということなのです。

それは、主語を「子ども」に変えることです。主語が「親」である限り、自己正当化の域を出ることはできません。「子どもにとっては、こんなに辛い体験だったのだ」という言い方ができれば、ぐっと違ってきます。

「振り回される」ときの子どもは、主体的に振る舞うことができていません。親のために積極的に家事や育児を手伝う（というよりも完全に担う）子もいますが、これも振り回される環境の中でとらざるを得なかった行動です。

親がどれほど一生懸命であっても、どれほどの苦労を抱えながら頑張っていても、子どもには子どもらしく育つ権利があります。親も頑張っているのに、結果として子どもを振り回してしまうと「毒親」ゾーンに入ってしまう、というのは、残念なことではあっても現実です。

Iさんが得た安心

患者さんIさんは、「毒親とは絶縁を」という「専門家」の言い分をそのまま飲み込んで、あてどなく放浪してきた人です。その「専門家」は、「親には絶対にコントロールさせないように」ということを強く指示していました。

このことが、実はASDタイプであった母親に伝わり、「烙印」を押してしまったのです。「何かしら自分が子どもをコントロールすることは子どもにとって絶対的によくない」という烙印です。ＡＳＤタイプの人は、最初に取り入れた情報を烙印のように身につけてしまい、他の説明を聞いても、修正がなかなかできないことは先述しました。

その後、この母子は私のクリニックへやってきて、母親がＡＳＤタイプだという診断になります。するとＩさんはこう言いました。

「何だか気が抜けました。母のトラウマとか、そういうことは深く考えなくてもよいのですね。私の今までは何だったんでしょう」

実際にはこのように母親のＡＳＤを了解しては、また「いや、違うのではないか」と反論し、その後また了解しては、反論し、というようなプロセスを経て、概ね「了解」の時間が長くなりました。母親はＡＳＤタイプなので「心」を介したサポートはできないけれども、物理的なサポートをたくさんしてくれました。

ただ、そんな中で私がやや不満に思ったのは、「ここで手伝ってくれればいいのに、どうしてこのお母さんは消極的なのだろう」ということでした。よくよく話を聴いてみると、やはり、「烙印」のせいでした。常識的に考えて、ここは手伝うべきところだろう、と思うような場面でも、「何かしら自分が子どもをコントロールすることは子どもにとって絶対的によくない」と思ってしまうのです。

このことは何度も話し合いました。すでにIさんも理解しているのだから、もう少し積極的に、「○○を手伝った方がいい？」などと尋ねてくれてもよいのでは、とも提案しました。しかし、お母さんは私の許可をとらない限り、決してサポートしません。ASDタイプなので、「どういうときには尋ねてよいのか、どういうときには尋ねてはいけないのか」がわからない、という特徴もわかるのですが、「烙印」のすさまじい効果が痛感されました。

「不安型」の愛着スタイルを持っている親に対しては、「お子さんの自主性を尊重してあげてください」は、よい助言になるでしょう。しかし、ASDタイプの親に同じことを言うと、将来の柔軟な対応すら奪う「烙印」となってしまうことは、軽視してはいけない注意点だと思っています。

まず子どもの話に耳を傾ける

親にも、親の言い分があるでしょう。「こういうつもりで精一杯子どもを育ててきた。中にはうまくいかなかったところもあったかもしれないけれども、全体的にはよかれと思ってやってきた」というようなものです。

しかし、この「全体的にはよかれと思って」という表現は、子どもをひどく傷つけ無力化する危険性があります。「全体的によかれ」というのはあくまでも親の主観であり、評価です。しかし子どもから見たとき、それは全く違う体験だったかも知れませんし、何と言っても「全体的にはよかれと思ってやってきた」というのは、やはり自己正当化と感じられるのです。

そもそも、「全体的にはよかれと思ってやってきた」という理屈では、また子どもを振り回してしまうことになりかねません。

ですから、まずは子どもの言い分を聞くことから全てが始まります。自分はよかれと思ってやったことが、結果として相手を傷つける、などということはどこにでもあることです。ところが、「親たるもの、正しくあるべき」というような観念にとらわれていると（「毒親」の多くがそうです）、「あなたのせいでこうなった」などと言われたときに、どうしても防衛的になってしまい、結果としていつもの「毒親」パターンを繰り返すことになってしまうのです。

子どもは親に直接対峙する権利があるでしょう。それを抑制することはできません。しかし、親御さんにお願いしたいのは、その場で言い返さないでほしい、ということです。とりあえずはいったん話を聴いて、咀嚼する時間を持ってください。その場で言い返してしまうと、さらなる「毒親」になってしまいかねません。

自分に「苦手」があると認める

第2章で特にお話ししましたが、親にもそれぞれの事情があります。このことの多くは、実際には親の責任ではありません。親も、その親から遺伝情報を引き継ぎ（非定型発達は遺伝することが多いです）、その親から育てられてきた一人の人間に過ぎません。その親は「毒親」だったというケースも少なくないでしょう。

「安定型」の愛着スタイルを持つ親は、「毒親」にはなりにくいからです。

これは本書のテーマとも言えるのですが、自らの親による傷が癒えていないままに育児に入ると、悪いパターンが再現されることもあります。それしか「育て方」を知らないからです。その流れを変えたいというのも、本書を執筆した動機の一つです。

そのカギは、実は、親にも「苦手」があるのだ、ということをオープンにすることです。もちろんそこにあぐらをかくのではなく、「こういうことは苦手。その代わり、こういうことならできる」ということを明らかにして、わかりやすくすることです（発達障害の方の場合、診断とそこで示される専門的助言は、役に立つと思います）。

ひどい攻撃を受けている場合

親御さんの中には、お子さんから、ひどい攻撃を受けている人もいます。「お前」などと呼ばれたり、「お前のせいでこうなった」と攻撃されたり、場合によっては暴力を受けていたりすることもあると思います。

そんな我が子を見て、「どうしてこんなモンスター（怪物）になってしまったのだろう」と深く悩んでいる方もおられるでしょうし、自分こそが被害者だという意識を強めている方もおられると思います。

しかし、理解していただきたいのは、人は、自分の被害者性が癒されなければ、自分の加害にも向き合えない、ということなのです。特に「複雑性ＰＴＳＤ」にかかっている人などは、「感情コントロールの障害」という症状を持っていて、自分でも信じられないくらい、暴力的になったり、非常識な行動を取ったりすることがあります。それを非難しても、何のプラスもないのです。

むしろ、「複雑性ＰＴＳＤ」ゆえの症状なのだな、と認めてあげることで、お子さんは理性を取り戻していきます。ただ怯えるのではなく、「またあなたのトラウマを刺激しちゃったのね。ごめんなさい」と温かく言ってあげることができれば、患者さんは「自分は何ということをしてしまったのだろう」という贖罪の念を持つ段階に入ることができます。

どれほどひどいことをされても、「どうしてこんなひどいことができるの？」と非難や反論をするのではなく、「これほどの症状をもたらしてしまうほど、私はあなたを傷つけたのね」と言ってあげた方が、お互いにとって救いになります。そして、信頼されるためには、そういうやりとりを何回も繰り返す必要があるのです。

Jさんの適度な関わりと「招待」

第４章で、子どもが親との絶縁を含めて距離をとることも一つの選択肢として提案しました（生存のための、最低限の負担はお願いするという条件下で）。それは必要である場合がある、ということは臨床の場でも見てきました。

しかしあくまでも原則は「主体は子ども」です。同じく距離をとるのでも、親の方から、「もう、あなたは勝手にやっていきなさい」と通告するのは、全く性質が違うのです。それはさらなる「振り回し」になります。

子どもは自分のプロセスの中、自分の納得とタイミングによって、親との距離の取り方を考えていきます。重要なのは、それが「子ども自身のプロセス」であるという点です。親が「勝手にやっていきなさい」と距離をとるのは、物理面だけは似ていますが、本質が180度反対のことなのです。

何度も繰り返しますが、子どもにとって親は大切な存在です。その子どもが、どういう距離をとれば、親を憎まないでいられるか、少しでも親に優しくできるか、ということを考える余裕を与えるのはとても大切なことです。

数年間の空白があってもかまいません。子どもの納得が大切なのです。親がどれほど態度を改めても、すぐにハッピーエンドになることはないでしょう。親は「毒親」として、子どもをとても傷つけてきたからです。

子どもの結論として、「もう親とは関わりを持たない」ということになっても、それは仕方ないと思います。子どもを愛していない親もいるからです。でも、親からの愛を感じることができれば、それぞれの事情を踏まえて、適切な関わりを持つことはできるようになります。

患者Jさんは、いろいろな苦労の後に結婚しました。夫はJさんの「毒親」問題も含めて、全て受け入れてくれました。しかし問題の母親に対しては、Jさんにはいろいろな傷があり、自分から積極的にアプローチすることはできないままでした。そこで、事情を知っている夫は、Jさんの誕生日に、その母親を招待したのです。母親が不適切なことを言ったら、Jさんが夫の腿をつねる、そして母には帰ってもらう、という条件つきで。Jさんは反発しましたが、誕生日の席で、母親の変化を知りました。そこから、少しずつ、Jさんと母親の距離は近づいていったのです。

こんなことは、実際に起こります。

第8章　「大人」として親を振り返る

「はじめに」でもお願いしましたが、本書を本章から読み始めることだけはくれぐれも避けてください。ここからの内容は、必要な知識を得たり、それに基づいて癒しのプロセスを進めたりした上で、初めて意味を持つ内容だからです。

「大人になること」とは何か

法律は満20歳で成年と定めていますが（選挙権をはじめとして、今後は18歳になりそうですが）、人によって、「大人になること」の定義は違うと思います。もちろん、おおざっぱに言えば、自分の価値観・人生観を持ち、自分の対人関係を持ち、自分の人生に責任を持って生きていくこと、というようなところでしょうか。

本書のテーマに即して考えれば、「親のせいでこんな人間になった」という意識に支配されてしまっている、ということは、ある意味では「大人になりきれていない」とも言えるのではないかと思います。

これは事実についての指摘であり、批判的なニュアンスを全く含みませんので、誤解しないでください。子どもが大人になることを親が妨げているという側面も当然あるからです。

「毒親」を持つ多くの人は、通常の意味での反抗期を経験していないことがほとんどです。しかし、反抗期こそが、「大人になる」ために必要なプロセスなのです。

それまで絶対的な存在だった親に対して、生理的な嫌悪感を抱いたり、「言っていることが間違っている」と思ったりして、距離を置く。その代わりに、友達や先輩など、より親和性を持つ人たちの意見を聞き、自分なりの考えを育てていく。それが反抗期です。

反抗期が終わると、それまで親の価値観や親の人間関係の中で暮らしてきた「子ども」が、自分の価値観や自分の人間関係の中で生きていくようになる。それが、「大人になるということ」だと言えます。

もちろん、親も自分の人間関係の中に再び位置づけられます。その距離感は人によって様々なのですが、いずれにしてもそれまでのような「絶対的な親」ではなくなっています。「いろいろな欠点を持った、いろいろな事情を抱えた人だったんだな」というような理解もそこに加わるからです。

それを教えてくれるのは、先輩や友達かも知れません。いろいろな話をしているうちに自分で気づくのかも知れません。あるいは、心を病んで治療を受ける中で、治療者から教えてもらうのかもしれません。どんな経緯であっても、「親も完璧ではないのだ」ということを知っていくのは、「大人になる」ために必要なプロセスです。つまり、自分も大人になる以上は、大人である親と、ある意味対等の立場になるからです。

反抗期を「選択」しなかった

このあたりがまさに「毒親」に関わるポイントと言えます。子どもが反抗期を迎えるためには何が必要でしょうか。「安心」です。自分がどんなに反抗しても、まあ、親はもつだろう、というような安心感がないと、子どもは反抗期を迎えられないのです。つまり、子どもはそれほど心優しい存在なのです。「毒親」の子どもたちは、親の事情を考えて、自らの意思で反抗期を選択しなかったとも言えます（反抗するどころではなかった、と想起されることも多いです）。

反抗どころか、自分自身が親であるかのように、親の面倒をみ、きょうだいの世話をした人も多いはずです。

「大人になる」ために必要な、反抗期というプロセス。「毒親」を持つ人は、親の不安定さや、子どもに対するひどい全否定などのために、反抗期を体験できないことが多いのです。「反抗したら親がどうなるか」という不安や、「親が全否定してくる自分は、本当に価値がないのだな」という考えに基づくものだと思います。

臨床的な観察からは、それが、年齢的に「大人」になってからの心の病につながったり、不適切な言動につながったりします。でもそれは、いつまでも「毒親」に振り回されて、本当の意味では「大人」になれていないから、と言うこともできると思います。

反抗期前の子どもにとって、親はやはり「絶対的な存在」です。よほど特別に自立心の強い子どもでない限り、親の言うことは案外そのまま吸収されていくものなのです。

「『毒親』告発本」などを読んで、「え？　よい歳になって、全てが親のせいなどと言うの？」という違和感を持つ方は案外いることを先述しました。ただ、通常の反抗期を経験してきた人（それほど激しくなくても、親とは距離を取って、自分なりの価値観や人間関係を育ててきた人）、少なくともそれくらいが可能な環境にいた人、そしてそれを経て、改めて親への感謝などを感じている人と、反抗期すら体験できなかった人とは、大きな違いがあるのです。

反抗期を経て、自分というものを確立した人（もちろん、その後も進歩は続きます）から見れば、「親の事情」はかなりの程度理解できます。第2章で述べたようなことが、「本当にそうだな」と思えるのです。そういう人は、親の限界を知ることもできますし、「親は完璧ではなかったけれども、それなりに頑張って子育てしてくれたんだな」と思うことができます。それは、ひどい虐待を受けた人でもそうなのです。実際に、通常の反抗期（10代～20代はじめ）を過ぎてから、治療の中で、親を客観的に見つめ直し、「親が言うことが正しかったわけではないし、親は子どもの自分に分不相応な期待を押しつけてきた」ということを理解する人もいます。もちろんこれは癒しにつながることです。

しかし、何歳になっても「親のせいで今の私の生きづらさがある」と思っている人は、ある意味では、本当の「反抗期」を体験しておらず、未だに「親たるもの、子どものために最善を尽くすべき」という幻想にとらわれているとも言えるでしょう。

どんな親も完璧ではなく、「常に子どものために最善を尽くす」ことができない、ということを認識することができていない、とも言えます。

このことは、子どもに責任があるわけではありません。反抗期のことからもわかるように、「毒親」をもつ多くの子どもが「うちの親も足りないところがあった」と認識できる時期を与えてもらえなかった、というのは、それほど親が不安定だったり、支配的だったり、ということなのでしょう。

「大人」になれば、「まあ、うちの親もいろいろ事情を抱えた一人の人間だった」という理解ができるようになるのですが、普通の反抗期を経ていないと、親に対する幻想を抱き続ける、ということにもなりかねません。

「親の育て方のせいで自分はこんな人間になってしまった」というのは、とても無力な感覚です。親が変わらないことも多いですし、親がすでに亡くなっていることもあります。そんな「親」に、自分のあり方を規定されるのは、自分の力を認めていない、ということでもあります。

今からできる「反抗期」

遅くてもよいのです。「反抗期」を経験してください。「本当はこういうことをやりたかったし、○○さんの言うことの方が親が言ったことよりも正しいように感じていた」という自分の気持ちを、まっすぐに認めてあげてほしいのです。

親は完璧ではあり得ない、ということを今からでも認めてほしいのです。親だって、いろいろな事情を抱えた一人の人間に過ぎないのですから、完璧であることなどできません。そういうことを、「自分がだめだったからだ」と思うのではなく、「親は、理想的な親ができなかったんだな」と思うようにしてみると、無力感から解放されてくると思います。

それは自分の内面の作業で、親にぶつける必要はありません。親と穏やかな関係を持てるようになったのであれば、「お母さんもいろいろ大変だったんだね」などという話ができるかもしれません。でも「毒親」の中で、それは多数派ではないでしょう。

あとは、第5章で述べたように、安定した愛着スタイルを持っている人の近くにいることとか（できればパートナーとしてそういう人に恵まれるとよいですね）、自分が職業であろうと育児であろうと、できるだけ安定した関わりをしていくことによって、癒しは進んでいきますし、「自分はこれで大丈夫」というような感覚も得られるのです。それこそが、エンパワーメント（有力化）であるということを、私は臨床経験から信じています。

親を人間として「知る」

そこまで癒しが進んだのであれば、「なぜうちの親は『毒親』だったのだろうか」という疑問に突き進んでよいと思います。これは、「毒親」の被害者としての自分を離れて、親を一人の人間として理解しようということです。本書を読んでいただく際に、必ず順番に読んでいただきたい、ということを予めお伝えしました。

第2章で分類をお話ししましたが、ポイントは「解釈」ではなく「知る」ことです。「解釈」してしまうとどうしても、「かわいそうな親」という観念が生まれてしまうので、その子どもである自分が本来すべきことではないことまで引き受けてしまうことになります。

しかし、「知る」であれば、親は発達障害だからこのくらいしか期待できないな、ということがはっきりしたり、親の愛着スタイルゆえにいつも自分の肯定を求めてきたのだな、ということが理解できたり（必ずしも親を満足させることは必要ないのです。それよりも自分の自立の方が重要なテーマです）、ネグレクトと判断されることも所詮は親のうつ病によるものだったということがわかったりして、自分が前向きに進むことができるのです。

この時点で、自分は「大人」として、親を振り返っている、と言えます。自分なりの価値観に基づき、「健康な人間関係のルール」を知った上で、親を再び見直すと、「大変な人生だったんだな」「うちの親は親に恵まれなかったけれども、それを癒すことができなかったんだな」「先天的に、その親に似てしまったんだな」「愛着スタイルに大きな問題があったのだな」「あの頃、母はうつ病だったのだな」などという見方をすることができるようになります。

ここまで来れば、すでに大人同士の関係です。特に自分が子どもをもったりすればわりと（別に強くお勧めするわけではありませんが、親との関係に傷ついてきた人は、わりとよい親になることも多いのです）、どこが人間としての普通の「限界」で、どこが癒されていない部分の投影なのか、ということもわかりやすくなります。「あなたは、癒されない中で（あるいは、自分ではどうしようもない発達障害の中で）子どもを育てたから私は苦労したけれども、私はそれを反面教師として、ちゃんと子どもを育てているよ」ということが、心の中ででも言えれば、それで十分なのだと思います。そんなとき、人は「毒親」から解放された、と言えるのではないでしょうか。

親は特別な存在です。それと同時に、所詮は自分と同じ、「完璧でない人間」に過ぎないのです。「毒親」を恨み続け、自分自身が子どもを持つ自信を得られないよりも、「私も不完全な人間だ。でも、『毒親』のおかげで、子どもにとって本当に辛いことはわかった。子どもを持つことにチャレンジしてみたい」と思える方が、ずっと幸せなのではないでしょうか。

もちろん、不妊などによって子どもが持てない場合もあります。そんなときには、「毒親」に苦しめられている子どもに、ボランティア活動などを通して「自分を理解してくれる大人」として少しでも希望を与えてあげることができるのではないでしょうか。

あとがき

「毒親」かどうかを判定するツールは存在しませんが、いじめと同じで、子ども自身が「毒親」と思うのであれば、そうなのだというのが医療者である私の実感です。「毒親」に振り回されて、あるいは、いつまでも「毒親」を恨む感情にとらわれて生きてきた人たちをみてつくづく思ったのは、誰もが「親は子どもを愛するべき」という観念に強くとらわれているのだな、ということでした。

もしかしたら完璧な親もどこかにいるのかもしれませんが、私も、また私の親も含めて、完璧な親などいないと私は思っています。それは、人間が不完全な存在であるからなのですが、大人になっても「毒親」に悩まされている人たちは、そうでない人以上に、「親」からの愛情を求めているのだと思います。得られるはずのものが得られるべき時期に得られなかった以上、それは当然のことでしょう。

反抗期を経て大人になった人たちは、「親も所詮は一人の人間。弱点も事情もある。仕方ない」という考え方ができるようになります。しかし、「毒親」にいつまでも振り回される人たちは、その多くが反抗期を経験しておらず、いつまでも親を「本来は正しくあるべき存在」という観念にとらわれているように思うのです。

もちろん、「毒親」被害者からみれば、あらゆる生きづらさと「毒親」を関連づけることは可能です。実際、そうなのでしょう。「毒親」が常に自分の外見にネガティブなコメントをしていたから、いつまでも自分の外見にコンプレックスを抱いている、という人も少なくありません。親から「醜い」と言われたことで美容整形を受ける人もいますし、親から「足が太くなった」と言われたことで摂食障害になる人もいます。

「毒親」問題を訴えると、「いつまでも親のせいにばかりしていないで、大人になりなさい」と言われる人も多いと思います。しかし、本書、特に第4章でお話ししたように、本当に大人になるためには、自分の親はなぜ「毒親」になってしまったのかを知り、期待できることとできないことを明確にしていく作業が必要です。そうしないと、いつまでたっても「親がよい親にならなければ自分は救われない」という思いにとらわれ、無力化され、自分の人生を生きられなくなってしまいます。

なお、本書をお読みいただくとわかるように、「毒親」問題は、複数の要因が重なって起こってくるものです。特に、「毒親」と共に閉鎖空間で暮らさざるを得ない子どもたちはより大きな影響を受けます。

今では、「虐待」(abuse)を「助けを求めている」(in need)と言い換える動きがあります。「毒親」になってしまう人は、それだけ助けが必要な人、と言えます。「毒」と切り捨ててしまうのではなく、より余裕のある人が支えられる、あるいは同じような立場の人たちが支え合えるコミュニティが作られることを願っています。よりオープンな子育てが、「毒親」に苦しむ子も、「毒親」と呼ばれて苦しむ親も、減らすと信じています。

本書がその入り口として、少しでもお役に立てることを心から祈っております。

最後になりますが、「毒親」というテーマを与えてくださり、編集にご尽力くださった新潮新書の門文子さんにお礼を申し上げます。

また、親も子も苦しいのだということをたくさん教えてくださった多くの患者さんとご家族に、心から感謝申し上げます。

水島広子　精神科医。慶應義塾大学医学部卒業、同大学院修了。慶應義塾大学医学部精神神経科勤務後、対人関係療法専門クリニック院長。著書に『トラウマの現実に向き合う』『女子の人間関係』等。

Ⓢ新潮新書

756

「毒親《どくおや》」の正体《しょうたい》

精神科医《せいしんかい》の診察室《しんさつしつ》から

著者　水島広子《みずしまひろこ》

2018年3月20日　発行
2020年11月20日　4刷

発行者　佐藤隆信

発行所　株式会社新潮社
〒162-8711　東京都新宿区矢来町71番地
編集部(03)3266-5430　読者係(03)3266-5111
http://www.shinchosha.co.jp

印刷所　錦明印刷株式会社

製本所　錦明印刷株式会社

ISBN978-4-10-610756-6　C0247

価格はカバーに表示してあります。